인명구조견 입문서

INTERNATIONAL SEARCH AND RESCUE DOG ORGANISATION

Rescue Dog KKCRD 사단법인 한국인명구조견협회

SEARCH & RESCUE DOG

인명구조견 입문서

사단법인 한국인명구조견협회 · 이태원 공저

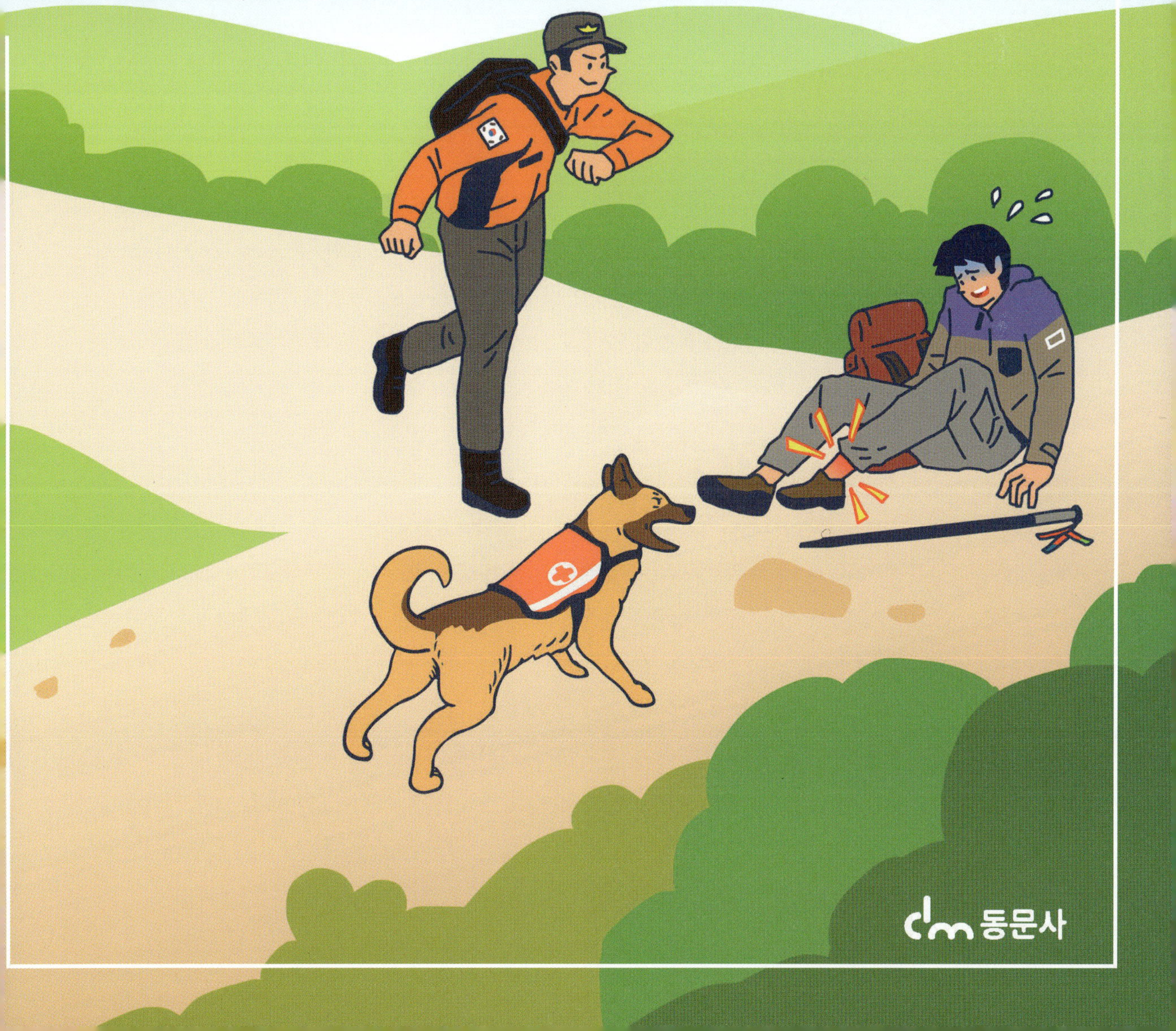

dm 동문사

머리말

1980년 초, 견 훈련경기대회의 경찰견훈련(PH) 과목에서 수회 대회 1등을 차지한 저먼 셰퍼드를 지하철 붕괴 현장에 투입했는데 사람을 찾은 경험이 없었음에도 매몰자를 발견하였다(당시 PH 과목은 수색과 물품선별, 복종훈련으로 구성된 가장 난이도가 높은 단계였다). 이후로도 실종자 수색을 하게 되면서 현장에 즉시 투입할 수 있는 수준의 인명구조견 구조견 양성에 관심을 두게 되었다. 한편으로는 내가 훈련한 개들이 일본에 가서 일본인 훈련사와 훈련경기대회(다께시다氏)에 참가하여 챔피언과 흰개미 수색(기무라氏)에 성공한 것을 확인하고 훈련된 개들은 믿을 수 있겠다는 확신을 갖게 되었다. 구조견은 양성한 훈련사와 운용하는 핸들러가 다른 경우가 많기 때문이다.

한국애견협회를 설립하고 간간히 실종자 수색 활동을 하면서 보다 전문적인 조직구성의 필요성을 느껴 한국인명구조견협회를 설립하고 1999년 9월 9일에 행정자치부장관의 승인을 받았다. 전국의 견 훈련사와 애견가 중에서 자신의 재능을 사회에 기부하겠다는 의지를 가진 약 50여 명을 대상으로 전문적인 구조견 훈련에 돌입했다. 마침 운 좋게도 주한 오스트리아 영사의 부인인 Therese Wiedenhofer 여사가 스위스 구조견 단체인 REDOG 소속의 구조견 강사였는데, 남편의 3년 임기 동안 우리 한국인명구조견협회에서 구조견 교육을 담당했다, 그 교육을 시작으로 스위스와 오스트리아, 독일, 네덜란드, 일본 등의 구조견 전문가들로부터 산악 구조견과 재난구조견에 대한 교육을 받게 되었다. 2011년부터는 미국 인디애나국토안보국의 탐지견 전문가로부터 사체탐지견(육상과 수중)에 대한 교육을 처음으로 시작했다.

인명구조견은 건물 붕괴, 자연재해로 인한 매몰사고 등 재난 발생 시와 산악 실종 사고 등에 효과적으로 투입할 수가 있다. 본 협회에서는 관 또는 민의 지원 요청에 의해 여러 건의 실종자를 찾은 경험이 있는데 안타깝게도 생존자는 적었다. 구조견에 대한 인식과 홍보가 낮다 보니 최후 수단으로 구조견을 요청하는 경우가 대부분이다. 시간이 흐를수록 생존 가능성은 줄어들고 사전 수색자들이 현장을 훼손할 경우 구조견이 제 역할을 수행하기가 어려운 여건이 조성되는 경우도 많다. 구조견 활동이 활발한 외국의 경우처럼 사건 발생 초기부터 구조견을 투입한다면 인명구조 성과가 늘어날 것으로 판단한다.

이 구조견 입문서는 인명구조견에 대한 이해를 높이고 구조견 자원봉사자 양성을 도모하기 위해 출판하게 되었다. 민간차원에서 인명구조견을 양성하고 실종자를 구조하는 일이 생소하게 보일 수도 있겠지만 이미 우리 협회에 속한 구조팀들이 이십여 년 이상 활동을 하고 있고, 이웃 일본만 하더라도 수많은 자원봉사자들이 아주 진지하게 구조견 양성과 구조 활동에 임하고 있다. 일본은 연간 2,000회가 넘는 지진이 발생하는데 민간인들이 봉사활동 목적뿐만 아니라 최악의 경우에 애견이 자신을 찾아주기를 바라는 마음으로 구조견 교육에 참여하고 있다고 한다.

국가의 안위를 위해 수십만 장병을 양성하고 있듯이 점점 증가하고 있는 재난에 대비하여 구조견 전문가와 구조견을 양성하는 것 또한 매우 중요하며, 해외에서 재난 발생 시 구조대를 파견하고 구조 활동에 동참함은 대한민국의 품위와 국위선양에도 기여할 것으로 생각된다. 여러 가지 어려운 여건에서도 신념을 갖고 한 가지 목표를 향해 묵묵히 활동하는 한국인명구조견협회 구조대원들과 본 입문서 발행을 위해 수고를 마다하지 않은 필진에게 무한한 신뢰와 감사를 보낸다.

2024년 1월

사단법인 한국인명구조견협회 설립자 신귀철

사단법인 한국인명구조견협회 회장 유병주

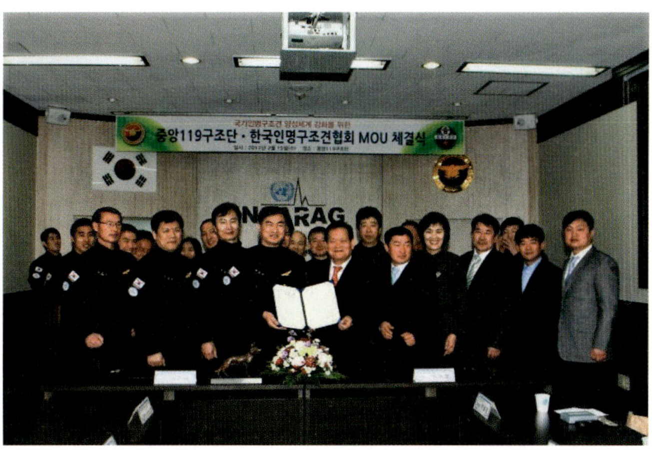
중앙119구조단 · 한국인명구조견협회 MOU 체결식

머리말

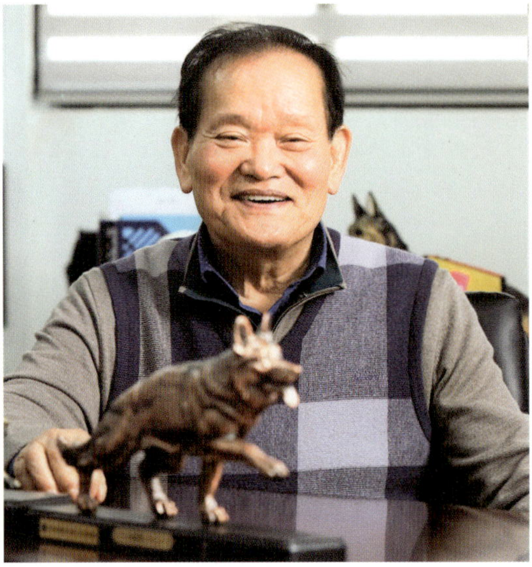

한국인명구조견협회를 설립한 한국애견협회 신귀철 회장은 우리나라 견계의 산증인이자 낙후된 우리나라 훈련분야 발전을 위해 수십 년간 해외 각국의 전문가 초빙 교육과 해외 파견을 지원하여 선진국 수준으로 이끌었다.

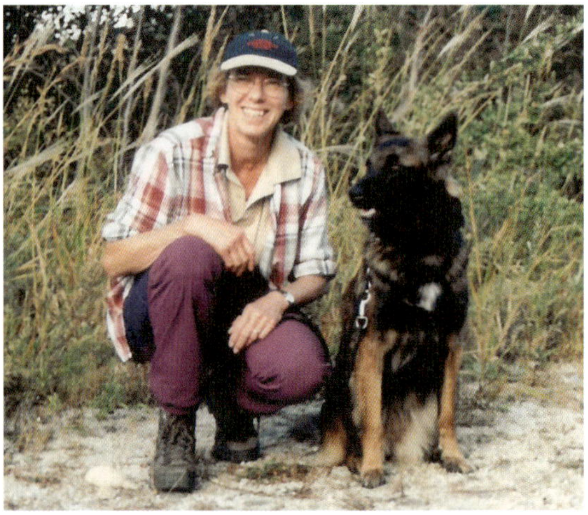

Therese Wiedenhofer 여사

1999년 11월부터 3년간 체계적인 산악훈련을 지도했다. 스위스인으로 주한 오스트리아 영사인 남편의 부임지에서 자신의 전문성을 살려 한국인명구조견협회에서 인명구조견 봉사활동의 가치를 몸소 보여준 분이다.

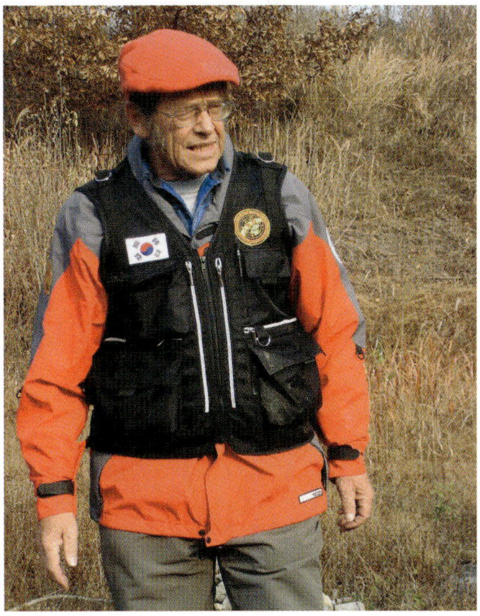

Rudolf Gantenbein 씨
스위스 구조견 전문가로 2001년 11월부터 20년간 매년 내한하여 우리 팀을 지도했다.

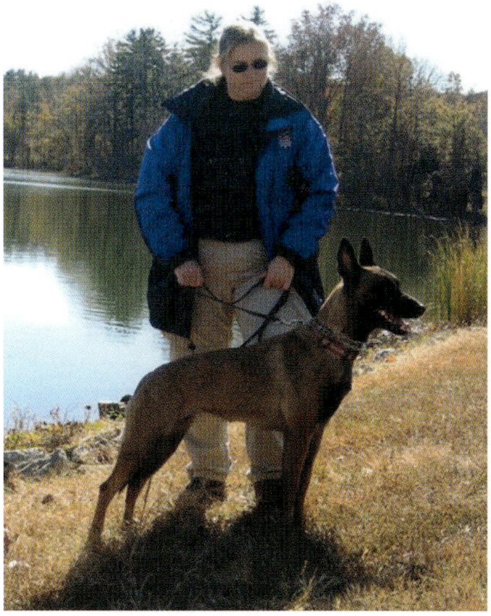

미국인디애나 국토안보부 IDHS 구조견전문가
Lillian Hardy 여사
2011년 6월부터 13년째 사체탐지견 양성 훈련을 지도하고 있다. 민간단체인 한국인명구조견협회와 인디애나 주 정부인 IDHS와의 협약을 이끌었다.

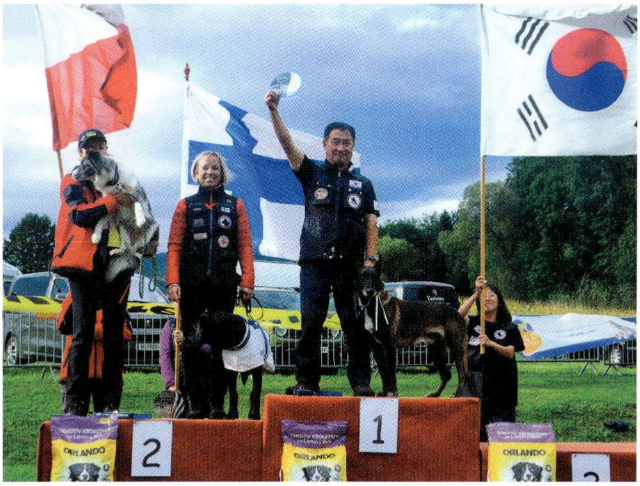

아시아 단체 참가자로서 현지 적응의 어려움을 극복하고 1위의 역사를 썼다. 2023 IRO 월드챔피언십에서 이태원 본부장이 1위로 시상대에 올랐다. 2023. 9. 24. 오스트리아 스튜벤베르크

차 례

Contents

차 례

부 록

CHAPTER 01

인명구조견의 이해

1. 인명구조견의 이해
2. 인명구조견의 역사
3. 인명구조견 단체
4. 구조견의 역할과 필요성

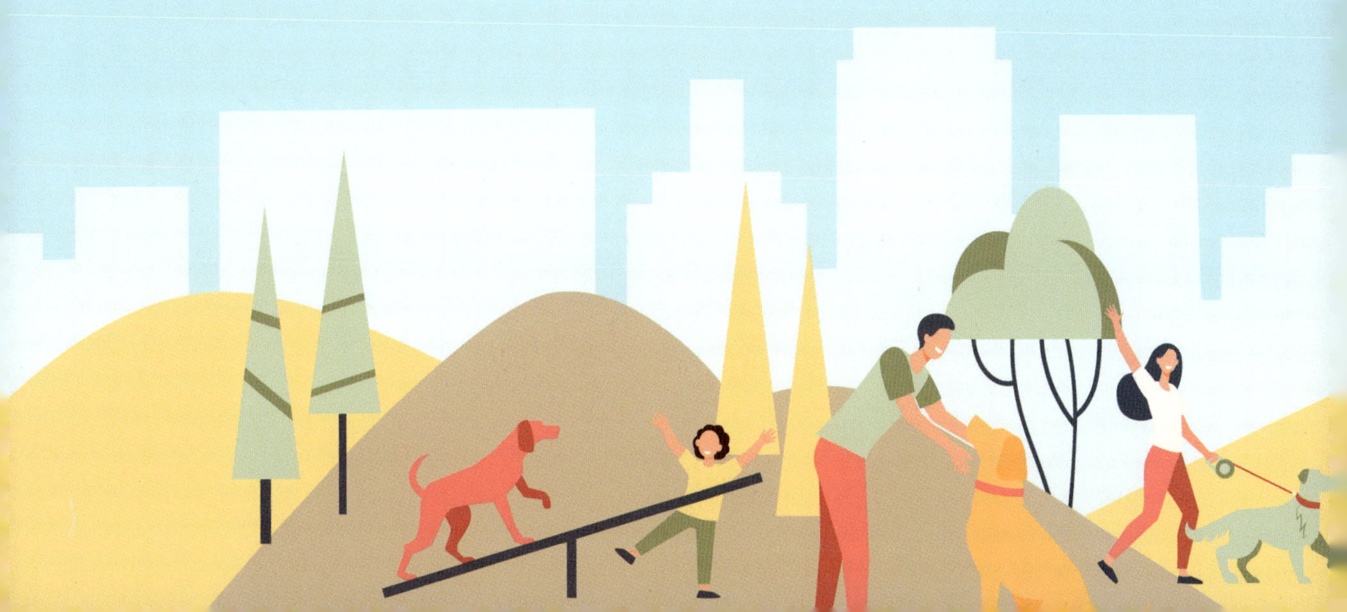

CHAPTER

01 인명구조견의 이해

01 인명구조견의 이해

지구상에는 인간을 비롯한 수많은 동물들이 나름대로 타고난 본능과 생활방식으로 오랜 세월을 각자의 영역에서 생존을 위한 발전을 거듭하며 오늘에 이르고 있다. 상위 포식자는 포식자대로 자리를 지키기 위해 오랜 세월에 걸친 학습결과를 다음 세대에 유전하고, 하위단계의 먹이사슬 역시 포식자로부터 살아남기 위한 수많은 시행착오에서 얻은 생존의 기술을 다음 세대로 꾸준히 물려주고 있다.

먹이사슬의 고리에서 정점에 위치하는 인간은 사고할 수 있는 능력 덕분에 유사 이래 많은 야생동물들을 가축화시켜 인간에게 필요한 부분과 능력들을 끊임없이 발전시켜 몇몇 동물들을 애완동물이라는 이름으로 명명하여 그들과 함께 공동의 삶을 영위하고 있다. 인간이 가축화한 많은 동물 중 선사시대부터 현재까지 인간의 생활영역에서 인간과 함께 동고동락해온 동물은 개라는 동물뿐이다. 개와 인간의 첫 만남이 시작됐던 선사시대에는 인간에게 접근하는 불특정 상위 포식자들을 조기에 알려주어 위험에 대비할 수 있게 함으로써 최초의 필요성을 느꼈다.

사냥에서의 도움으로 우리의 조상들은 이 뛰어난 감각과 예민한 후각 그리고 사냥에서의 도움을 통해 개의 절대적인 필요성을 깨달았다. 이후 사용목적에 따라 견종이 다양해져 가면서 중세에는 주인과 함께 전장을 누비는 전투견으로, 제1·2차 세계대전에는 위생복무견으로 활동했다. 혹독한 상황에서도 변함없는 충직함으로 주어진 임무를 수행하는 절대적인 복종성 때문에 가능했던 일이었으며, 그것은 개가 지금까지 인간에게 최고의 반려동물로서 존재하는 이유 중의 하나이다.

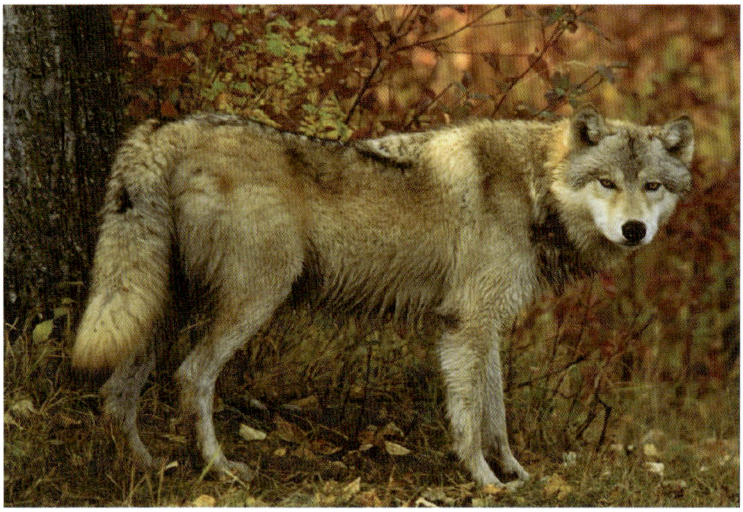

개의 조상은 1만 년 전의 동아시아 늑대이다.

인간의 필요에 의해서 더욱 발달시킨 개의 기능은 복종, 경계(방위), 후각 세 분야이다.

인간과 교류하며 놀고 싶어 하는 개들의 본능을 통제하는 '복종훈련', 포식동물의 공격적이고도 폭발적이며 강력한 욕망을 극대화 시켜 응용하는 '방위훈련', 냄새와 먹이를 추적하려는 개의 자연적 충동을 발전시켜 훈련에 이용하는 '후각훈련'이 그것이다. 인간은 개의 걸출한 세 가지 기능을 필요에 따라 세분하고 체계적인 훈련을 통하여 인간생활의 많은 분야에서 개를 활용하고 있다. '인명구조견'이라는 분야도 그렇게 탄생한 훈련 분야 중 한 영역이다.

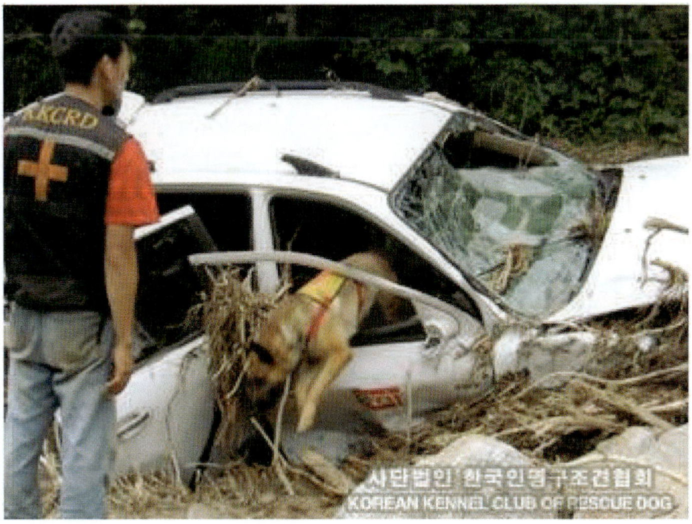

재난지역에서 KKCRD구조견팀이 토사에 묻힌 차 내부를 수색하고 있다.

지구상에 수많은 동물들이 있지만 인간의 생명을 구하기 위한 목적으로 활용하고 있는 동물은 오로지 '개'뿐이다. '인명구조 돼지? 인명구조 말? 인명구조 흑염소?' 불가능한 일이다. 오로지 '인명구조견(개)'만이 있을 뿐이다. 인간의 언어를 이해하고 인간의 감정을 느낄 수 있으며, 또한 그 감정을 인간에게 전달할 수 있는 '개'이기에 가능한 일이다.

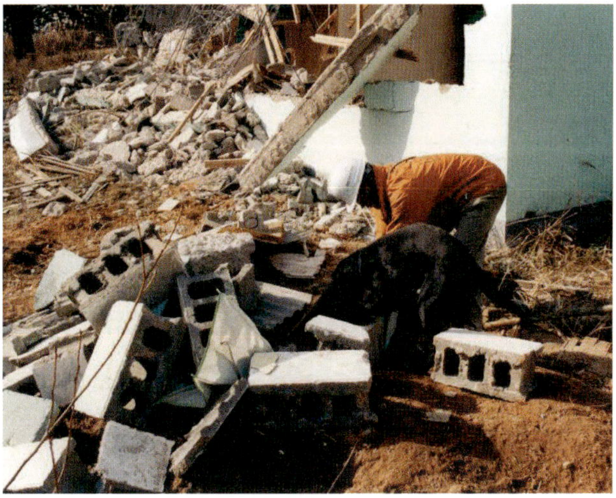

붕괴지에서 수색을 하고 있다.

재난으로 인하여 목숨이 경각에 달린 요구조자를 잘 훈련된 인명구조견을 통하여 살리는 일은 참으로 가치 있는 일이다. 개와 인간이 한 팀이 되어 할 수 있는 인명구조견 활동은 요구조자를 위한 최고의 봉사이자 영혼이 맑고 아름다운 사람들의 부단한 노력과 집념이 있기에 가능한 일이다.

인명구조견 훈련은 오랜 세월을 통하여 기술을 개발하고 발전시켜 현재에 이르고 있으며, 기상이변과 지진 등 천재지변, 테러, 각종 사고 등으로 지구상의 재난·재해가 증가할 것으로 전망되어 인명구조견의 필요성은 더욱 높아지고 있다.

인명구조견(Rescue Dog)이란 말 그대로 '사람을 구하는 개'이다. 각종 재난 발생 시 첨단 장비로도 탐색이 어려운 지역에서 특별히 훈련되고 발달된 예민한 개의 감각을 이용하여 빠른 시간 내에 실종자를 찾아 핸들러[1]에게 통보(알려)해 주는 역할을 하도록 특수 훈련된 개를 '인명구조견'이라 한다. 이때 사용하는 개의 감각기관은 재난분야마다 다르지만 수상구조견을 제외하고는 산악 및 야지 수색, 건물붕괴 수색, 추적, 눈사태 구조견 수색 시 90% 이상 후각기관(코)을 사용하여 실종자를 찾아낸다. 개의 감각기능에 대하여 주장하는 동물학자 또는 견종마다 차이는 있지만 구조견은 인간에 비해 1만 배 이상 발달된 후각과 50배 이상의 뛰어난 청각을 사용하여 주어진 임무를 수행한다.

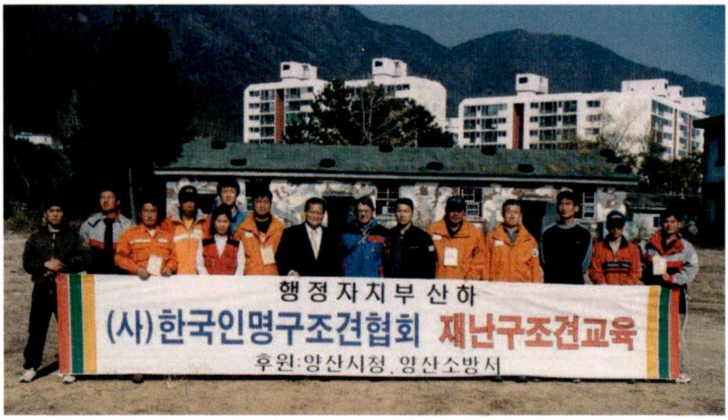
행정자치부 산하
(사)한국인명구조견협회 재난구조견교육
후원:양산시청, 양산소방서

경남 양산에서 양산시와 양산소방서의 협조로 외국전문가초청 훈련교육을 마치고

1) 구조견 핸들러(Handler): 양성된 구조견을 운용하는 전문가

재난 사고 발생 시 구조견을 제일 먼저 투입시키는 이유는 뛰어난 후각 때문이다. 재난 현장에는 각종 첨단장비의 탐지를 방해하는 많은 장애물들이 존재하는데 스티로폼, 동판, 알루미늄 그 외 불특정한 장애물 또는 급격한 기후의 변화와 악천후로 인하여 첨단 장비의 기능이 떨어질 수 있지만 구조견의 능력은 이런 장애물에 의한 방해를 받지 않는다. 그러나 개의 기능이 모든 면에서 만능은 아니므로 건물붕괴(재난수색) 지역에서는 항상 인명구조견과 함께 사람의 육안을 통한 수색과 첨단 전자 장비를 이용한 수색이 병행되는 경우가 많다. 인명구조견을 운용하는 국가에서는 야지 및 산악 또는 눈사태에서는 구조견을 우선 투입하도록 규정하고 있다. 만약 인명구조 활동 중 핸들러나 구조견이 부상을 당하면 요구조자 보다 먼저 구조견과 핸들러를 치료하도록 되어있다.

02 인명구조견의 역사

최초 인명구조견의 역사는 17세기로 거슬러 올라간다.

스위스의 알프스 산맥에 위치한 그레이트 세인트 버나드(Great Saint Bernard) 수도원과 순례자를 위한 숙박소에는 17세기 중엽부터 고대 로마의 몰로세르(Molosser) 계통의 견종을 번식하는 승려들이 있었다. 이 개들의 임무는 그 당시 순례자 숙박소로 통하는 이탈리아에서 오는 길과 스위스에서 오는 길에 눈이 쌓여 길을 잃고 헤매는 이를 찾아내는 것이었다. 수도원 승려들의 기록 필사본에서 길을 잃거나 눈에 매몰된 사람을 발견하고 수도원으로 인도한 개들에 대해 자주 보고하고 있다. 이 수도원에서 가장 유명한 개인 '배리(Barry)'는 1800년과 1812년 사이에 동사로 인한 사망 직전의 사람을 40명이나 구조했다. 그 당시의 버나드는, 사역견이라고는 도저히 생각할 수 없는 현대의 둔중한 세인트 버나드(St. Bernard)가 아닌 혼혈견으로 기능적으로도 목적에 합당한 체형을 가지고 있었다.

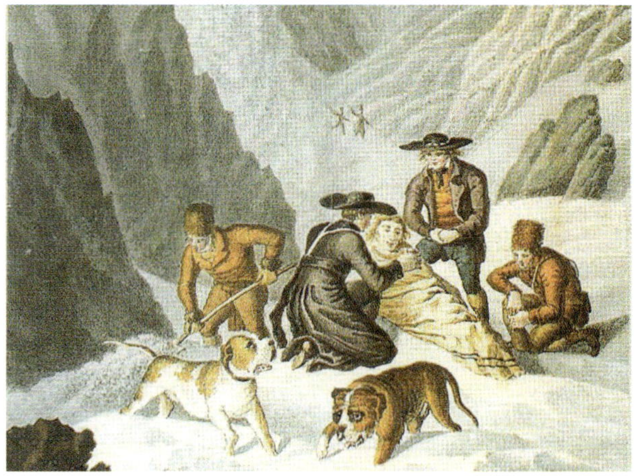
눈 속에서 실종자를 수색하는 수도원의 구조견

당시의 개들에게는 특별한 훈련을 시키지 않았으나 그 지형에서 오랫동안 생활하다 보니 폭설로 사방이 보이지 않아도 개의 뛰어난 방향감각과 후각으로 길 잃은 여행객들을 수도원으로 안내했다. 배리는 애석하게도 마지막 생존자를 인도하다 야생동물로 오인 받아 총에 맞아 죽음을 당했고 그러한 이유 때문에 배리의 이름은 더욱 유명해졌다.

또한 제1・2차 세계대전을 통하여 위생복무견이라는 이름으로 활동하던 개들이 전령견 또는 구조견 훈련과 양성에 큰 계기를 이루게 된다. 가혹한 최악의 환경에서 개를 통한 부상자와 실종군인 수색을 하면서 개의 탐지와 수색기술의 발전을 가져왔으며, 적에게 들키지 않기 위한 방편의 하나로 짖는 통보가 아닌 스틱(브링셀) 가져오기의 훈련방법도 이때에 개발된다.

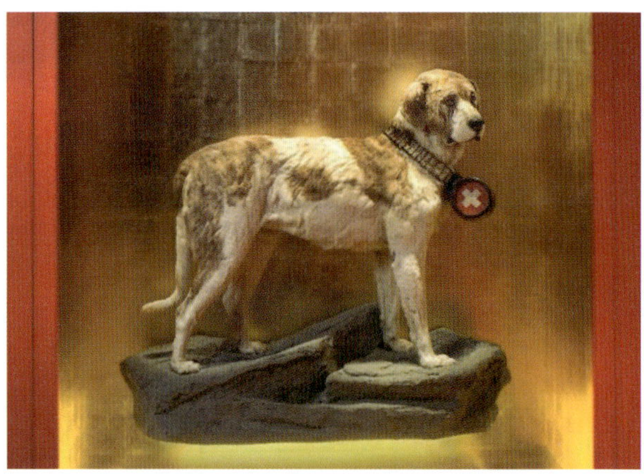
스위스 베른의 자연사 박물관에 몸을 박제하여 그대로 보존하고 있는 실제 모습의 배리(Barry)

오늘날 야지 수색 구조견이라 불리는 위생견은 대부분 광범위한 자연, 산악지역에서 신속한 수색작업을 통해 부상당한 군인들을 수색했으며, 눈사태 구조견들은 눈사태로 인하여 실종된 실종자들을 수색했다.

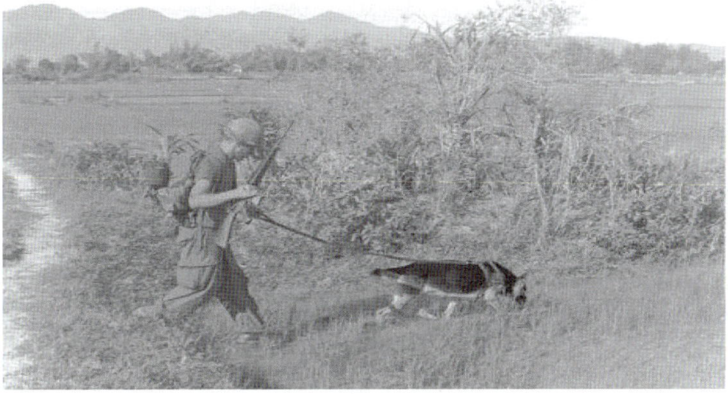

실종자를 수색중인 군견

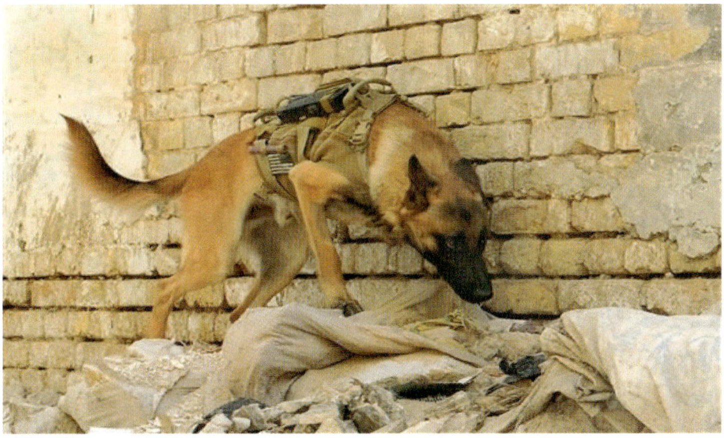

전쟁에서 파괴된 건물더미 속의 실종자를 수색 중인 군견

제2차 세계대전의 마지막 해에 영국에서는 새로운 타입의 구조견 개발에 대한 움직임이 태동했다.[2)]

1944년 10월부터 전쟁 종료 때까지 영국에서는 특별하게 전문훈련이 되어 있지 않았던 다수의 재난구조견들이 투입되었다. 이들 중에 특히 3마리의 저먼 셰퍼드 '렉스(Rex), 이르마(Irma)와 프시케(Psyche)' 그리고 폭스테리어 '뷰티(Beauty)'가 타의 추종을 불허할 정도로 대단한 성과를 거두었다.

2) '재난구조견'은 아주 우연하게 시작되었는데 한 할머니가 폭격으로 인해 파괴된 주택의 폐허에 매몰된 사람을 자신의 개가 탐지해 내는 것을 관찰하면서 견종이 알려지지 않은 이 작은 개가 현재 재난구조견의 시초가 되었다.

이들은 170명의 사체를 발굴하고 35명의 인명을 구조하는 데 기여했다. 이에 대한 감사로 영국정부는 이들에게 빅토리아(영국의 최고무공훈장) 훈장에 버금가는 딕킨(Dickin Medal) 메달을 수여했다.

우리나라에도 개가 사람을 구한 이야기가 문헌으로 전해져 온다.

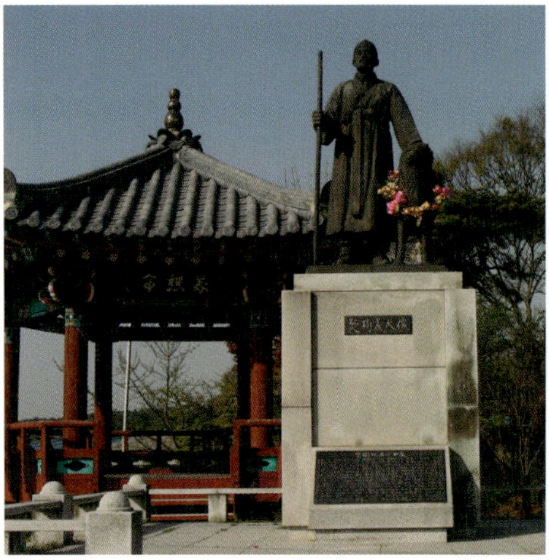

오수 의견비

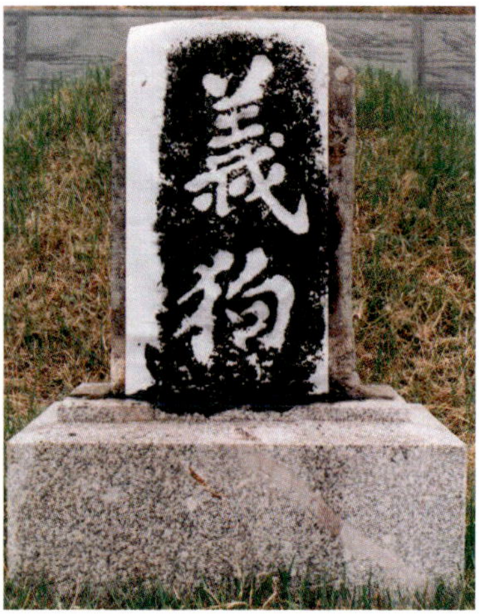

경북 선산의 의구총

전북 오수 의견과 경북 선산의 의구총이 그 대표적인 예이다. 거의 비슷한 내용으로 문헌이나 구전으로 전해지고 있는데 그 내용은 대략 이렇다.

지금의 전북 임실군 오수면에 '개를 무척이나 사랑'하는 김개인이라는 사람이 살았다고 한다. 이 사람은 개를 너무나 좋아해 언제 어느 때든지 개를 데리고 다녔는데, 어느 날 옆 동네 잔치 집에 놀러 갔다가 술을 많이 마시고 집으로 돌아오다가 들판에 쓰러져 그만 잠이 들었다. 그때 마침 공교롭게도 들판에 불이 나서 주인이 쓰러져 잠들어 있는 곳으로 계속 바람을 타고 번져오고 있었다. 주인의 목숨이 위태롭다고 느낀 개가 술에 취해 잠들어 있는 주인이 불에 타지 않도록 근처 냇가에서 몸에 물을 적셔 다가오는 불길을 막기 위해 혼신의 힘을 다하다 결국은 지쳐 쓰러져 죽고 말았다. 후에 잠에서 깬 주인이 상황을 살펴보고 슬퍼하며 자기를 위해 희생한 개의 넋을 기리기 위하여 개의 무덤을 만들고 가지고 다니던 지팡이를 그 자리에 꽂았더니 뿌리를 내려, 개 나무라는 뜻으로 '오수(獒樹)'라 이름 짓고 마을 이름도 오수라 하게 되었다는 이야기이다.

경북 구미시 해평면 낙산리 산148에 위치하고 경상북도 민속자료 제105호인 의구총은 주인을 구하려 목숨을 바친 개의 충직함을 기리고 있는데, 충성스러운 개의 행적을 그린 의구도(義狗圖) 4폭이 함께 보존되어 있다. 전하는 이야기에 따르면, 해평면 산양리에 사는 김성발이라는 사람이 기르는 개가 있었는데, 매우 영리하여 늘 주인 곁을 떠나지 않았다. 하루는 주인이 이웃 마을에 갔다가 돌아오는 길에 술에 취해 그만 길가에서 잠이 들었다. 마침 들에 불이나 주인이 위험하게 되자 개는 놀라 멀리 떨어져 있는 낙동강으로 뛰어가 꼬리를 물에 적셔 불끄기를 여러 번 하다가 지쳐서 그만 죽고 말았다. 술이 깬 주인이 모든 상황을 짐작하고 감동하여 그 시체를 거두어 묻어 주었다. 의구도는 각 폭이 가로 6.4m, 세로 6.6m, 폭 0.24m의 크기이다. 무덤은 사람의 묘와 비슷해 보이는데 지름 2m, 높이 1.10m이다. 조선 현종 6년(1665) 선산부사인 안응창이 의열도에 의로운 개의 이야기를 쓰고, 숙종 11년(1685) 화공이 의구도 4폭을 남겼다고 한다. 1952년 도로공사로 일부 파손된 것을 1993년 말끔히 정비하여 의구(義拘)의 행적(行績)을 기리고 있다.

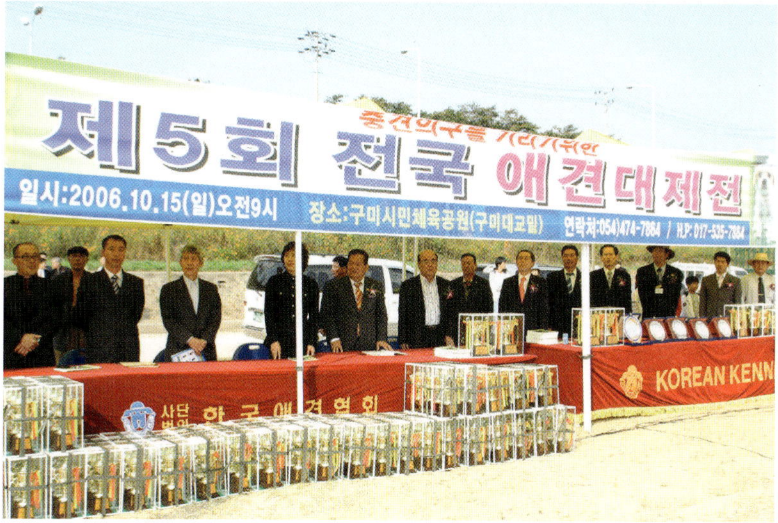
충견의구를 기리기위한
제5회 전국 애견대제전
일시:2006.10.15(일)오전9시
장소:구미시민체육공원(구미대교밑)
KOREAN KENN

2006년 구미시에서 열린 '충견 의구를 기리기 위한 제5회 전국애견대제전 개막식, 의구선발대회와 어린이 백일장이 열렸다(한국애견협회 주최).

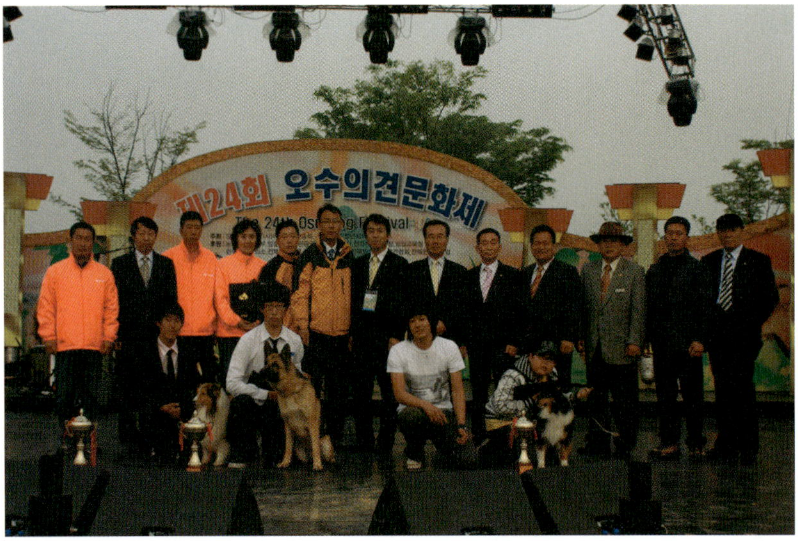

전북 임실군 오수면에서는 매년 '오수의견문화제'를 개최하며 의견을 기리고 있다. 사진은 2008년 (사)한국애견협회에서 주최한 전국 우수견 선발대회의 농림부장관상 시상식 장면

03 인명구조견 단체

1999년 9월 9일 행정자치부로부터 사단법인 인가를 받아 활동하고 있는 '한국인명구조견협회(Korean Kennel Club of Rescue Dog)'가 국내 유일한 민간 단체이다.

한국인명구조견협회는 IRO(국제구조견연맹)에 2002년에 가입하여 매년 2회씩 국제구조견 테스트를 시행하여 국제수준의 구조견들을 양성하고 있다. 또한 소방청 중앙119구조본부와 협약하여 합동 교육훈련 및 시험을 실시하며 기술향상에 힘써 명실공히 국제수준의 기량을 보유하고 활동을 하고 있다. 매년 예고 없이 발생하는 실종자 수색과 기상이변으로 점점 늘어나는 재난 재해에 대처하기 위하여 뛰어난 능력의 핸들러와 구조견 양성에 심혈을 기울이고 있다.

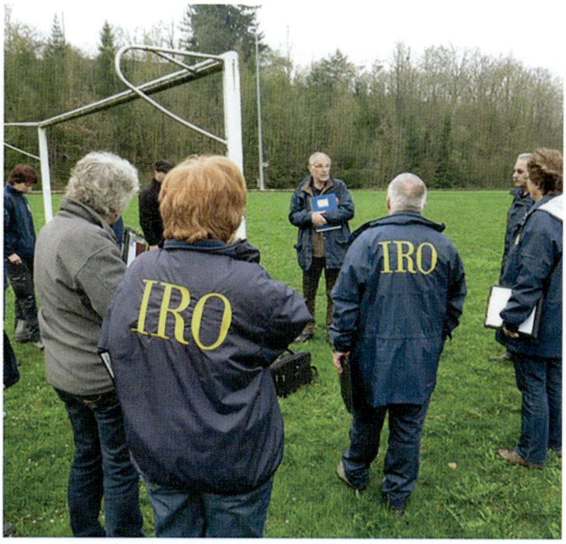

IRO(국제구조견연맹) 심사위원의 훈련심사평가

국제적으로 인명구조견을 총괄하는 대표 단체는 국제인명구조견기구(IRO; International Rescue Dog Organization)와 미국연방비상관리기구(FEMA; Federal Emergency Management Agency) 등이 있으며, UN에 속한 국제탐색구조자문단(INSARAG; International Search and Rescue Advisory Group) 등이 있다. IRO의 경우 비영리 민간단체로 1993년에 창설되어 2010년 11월 현재 43개국 약 130개 단체가 가입되어 있으며 오스트리아에 본부를 두고 있다. 초기에는 영국, 스웨덴, 스위스 등의 유럽 국가 중심으로 운영되었으나 한국, 일본 등이 추가로 가입하여 총괄적인 기구의 산하에서 국가별로 인명구조견 활동을 벌이고 있다. IRO에 가입한 회원단체는 민간단체가 주를 이루고 있으나, 우리나라 중앙119구조본부를 비롯하여 여러 국가 공공기관이 가입하여 국제적인 재난에 대비하고 있다. 인명구조견 공인 자격은 각 나라마다 지형 특성을 고려하여 국가별로 심사관이 평가하되 IRO에서는 심사 기준을 정하고 수준 유지를 위한 세계경진대회 등을 개최하며 출동 상황이 발생하면 적재적소에 파견을 주관한다.

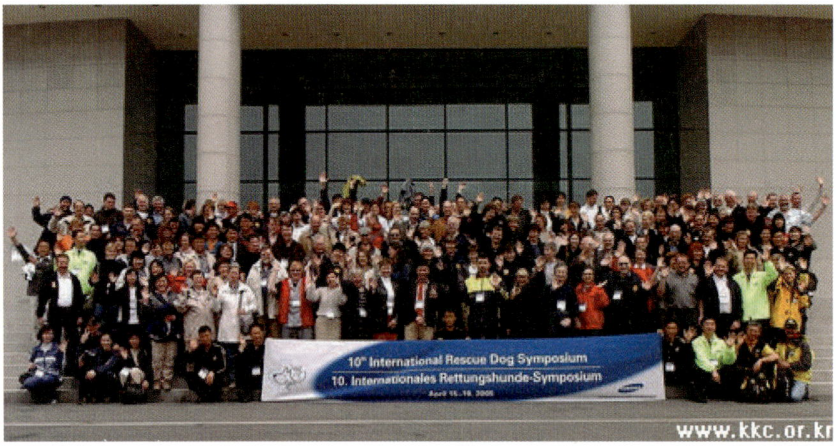

제10회 IRO 국제구조견 심포지엄 참가자 기념촬영(2005. 4. 삼성휴먼센터)

독자적인 활동을 벌이는 미국의 FEMA는 1978년 설립된 기관으로 재난 영화에서 자주 접할 수 있는데, 미국 정부에서 인명구조견에 대한 중앙통제권을 갖고 있다. 비상사태가 선포되면 버지니아에 위치한 FEMA의 지휘 아래 각 주마다 재난본부에 소속되어 있는 인명구조견들이 필요에 따라 활약하고 있다. 미국은 전 세계에서 가장 많은 2천 두 정도의 인명구조견이 민간인에 의해 훈련되고 있으며 FEMA에는 항상 2개조 총 20두의 인명구조견이 항시 출동에 대기하고 있다. 2001년 1월 엘살바도르 지진 때 미국의 인명구조견이 가장 먼저 급파된 것도 이 덕분이었다.

본격적으로 인명구조견 양성 체계가 갖추어지기 시작한 것은 1900년대 중반부터다.

현재는 UN에서 '국제 수색 구조 가이드라인'을 정할 정도로 이미 선진국인 여러 나라에서 인명구조견이 국가적 차원의 재난 대비 수단으로 발달되었다. 귀중한 생명을 구조하는 일인 만큼 엄격한 훈련을 받고 국제적 평가 기준에 의한 시험을 거쳐 공인 자격증을 딴 인명구조견만이 임무를 수행할 수 있다.

각 나라별 현황을 간단히 살펴보면 구조견 보유수에서는 미국이 단연 앞서지만 질적 수준이나 다른 모든 면에서는 영국의 SARDA(Search And Rescue Dog Association)를 최고로 꼽는다. 산악협회 소속의 7개 지부와 클럽으로 구성된 산악구조견 활동은 명성과 실력 못지않게 심사 규정 또한 까다롭다. 여느 선진국과 마찬가지로 비영리성이 강조되며 독도법 등 산악 지식 확인을 위해 산악 구조 회원으로 7년 이상 자원봉사한 자에 한하여 자격 조건이 주어진다. 또한 2년에 한 번씩 핸들러와 개가 함께 테스트를 거쳐 자격 갱신을 해야 하고 심사 시 타 지부 클럽의 심사관이 참가하는 등 자격 유지를 위해서도 꾸준한 노력을 기울이고 있다. 핸들러들은 대부분 자기 직업을 가지고 여가 시간을 이용하여 훈련 및 활동을 하는데, 공인 자격증은 이들에게 애견과 함께 사회에 봉사할 수 있는 대단한 명예와 영광으로 간주된다. 재해구조견의 경우 스웨덴을 최고 수준으로 꼽는다. 그 이유는 구소련의 공습 영향으로 유난히 재해 구조 활동이 많았던 경험 때문이라고 보인다. 인명구조견의 탄생국인 스위스의 경우엔 국방부의 통제 아래 '레스큐 체인(Rescue Chain)'이 있어 10여 개의 민간 기업과 국가 기관에 소속된 구조견들이 활동한다.

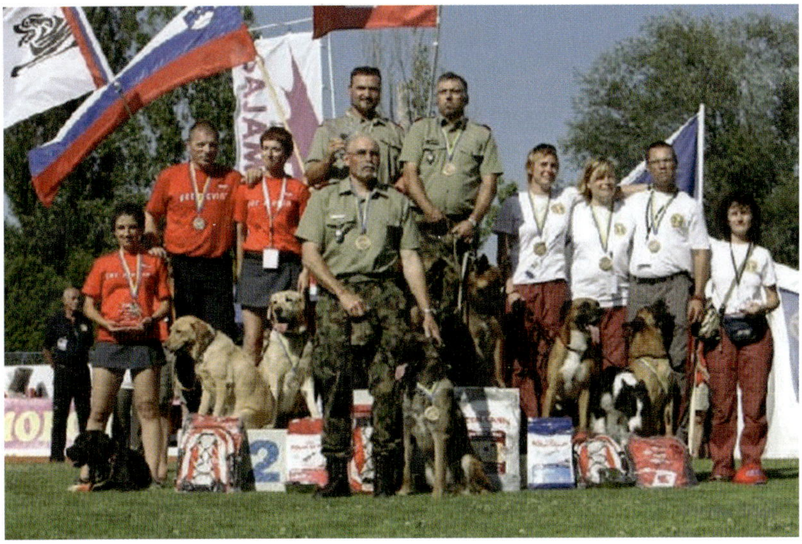

2008년 IRO 월드 챔피언십 수상자들

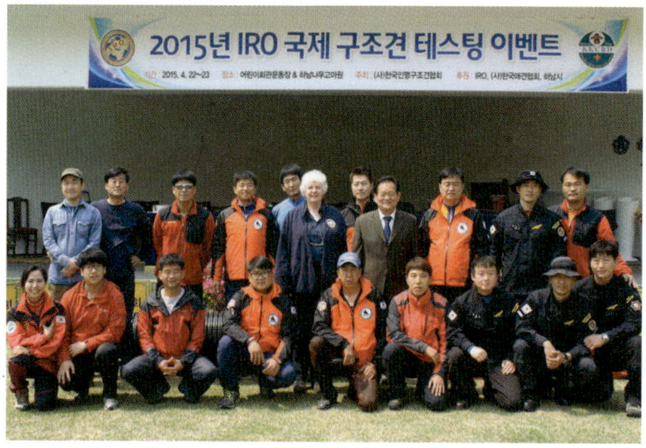

2015 IRO 국제 구조견 테스팅 이벤트 개최(2015. 4. 22~23)
인명구조견의 인증은 국제구조견연합(IRO)의 기준을 적용하여 엄격하게 진행된다.

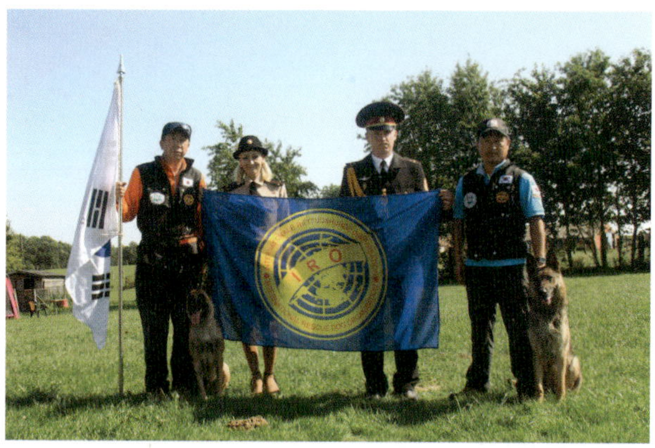

2011년 벨기에 IRO-WC 시상식 직후 기념촬영

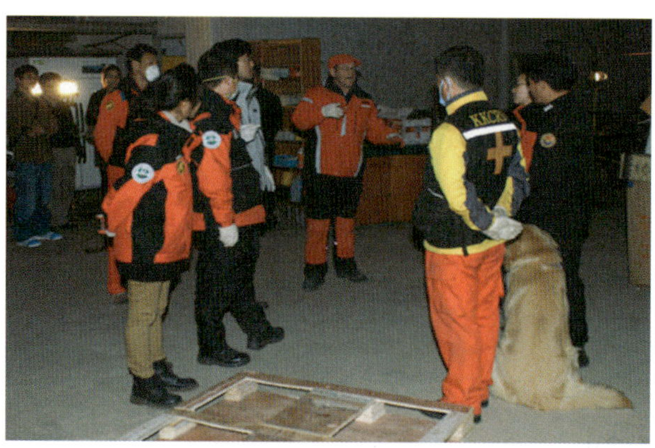

스위스의 인명구조견 전문가 Ruedi Gantenbein씨가
본 협회 재난구조견 훈련장에서 교육을 진행하고 있다.

국제인명구조견협회(Internation Rescue Dog Organization)에 가입된 단체들은 다음과 같다.

Country	Member
Argentina	Asociación CivilEscuela Canina de Catástrofe - ACECC
Austria	SKV - Feuerwehr KHDWien
	Dieösterreichische Suchhundestaffel - ÖSHS
	Österr.Rassehundeverein - ÖRV
	Österr. Vereinfür Deutsche Schäferhunde - SVÖ
	Österreichischer Gebrauchshundesport-Verband - ÖGV
	Johanniter Unfall Hilfe in Österreich - JUHÖ
	Österr. Verein d.Diensthundeführer - ÖVD
	Rettungshundeverband Österreich - RHVÖ
	Österr. Hundewasserrettung - ÖHWR
Belgium	Veille & ProtegeASBL - VeP
Brazil	Brazilian Searchand Rescue Dog Associaion - ABRESC
Canada	Canadian Search and Disaster Dogs Association - CASDDA
Switzerland	Schweizer. Verein für Katastrophenhunde - REDOG
	Verein Schweizerischer Militärhundeführer - SMFV
	Hundesport Frutigland - HSFrutigland
Colombia	Corp.Colombiana para Perros de
	Salvamento - REDOG-CO
	FGR/Rescate K-SAR
Czech Republic	Svazzachrannychbrigad Kynologu - SZBK
	Zachranna brigadakynologu Jihomoavskeho kraje - ZBK-JmK
	Kynologickázáchranna jednotka Ceské republiky,o.s. - KZJ CR
Germany	Arbeitersamariterbund ASB - LVBerlin
	Bundesverband Rettungshunde - BRH
	CANIFIT - Partner Mensch & Hund
	RettunghundestaffelIsar - RH Isar

	Schäferhundeverein Deutschland - SV
	Netzwerkfürüberregionalen Zivilschutz - @fire
	Rettungshundezug Thüringen - RHZ-T
	IRO Deutschland - IRO-D
	Rettungshunde für Feuerwehr und Katastrophenschutz e. V. - EADS
	Rettungshundestaffel Feuerwehr Wiesbaden - RHFW
	Deutscher Rettungshundeverein e.V. - DRV
	Arbeitsgemeinschaft Mantrailing - Rettungshundestaffel Kronach
Denmark	Redningshunden Danmark
Estonia	Estonian RescueDog Union - ERDU
Spain	Asoc. nacional de Grupos del perro de Salvamento - ANGPS
	Grupodel Perro de Salvamento de Euskadi - GPSE
Finland	Suomen Palveluskoiraliitto - SPKL
France	Cynotechnie SapeurPompier France - C.S.P.France
England	CANIS - Specialist Search Dogs
UK	Fire Service Search & Rescue Dog Teams - FSSART
Greece	Hellenic Rescue Team - HRT
Croatia	Croation Rescue Dog Association - CRDA
	Club for Sports and Working Dogs Zagreb - KOSSP
Hungary	Mentökutyas Egyesület - MKE
	Pannon Mentökutyás Alapítvány - PMA-Pest Megyei Kutató-Mentö Szolgálat
	SOS Mentökutyas Egyesület - SOSMKE
Italy	Rettungshundestaffel Bruneck
	Scuola Provinciale Cani da Ricerca e Catastrofe diTrento - SPCDRC
	Nucleo Cinofilidasoccorso Fidenza - NCS Fidenza
	Appennin Emilia Romangna Ricerca e Soccorso - AIUT
	X-Plorer Nucleo Cinofiloda Soccorso
	Hundeclub Tauferer Ahrntal
	Unita' Cinofile da Soccorso „La Piota" - U.C.S. La Piota
Japan	Organization for the Promotion of Dog Education and Socialization - OPDES
	Asia Working Dog Support Association - AWDSA

	Rescue Dog Trainer Association - RDTA
ROK	**Korea Kennel Club of Rescue Dog - KKCRD(한국인명구조견협회) (2002 가입)**
	Korean National 119 Rescue Services - NRS 119(중앙119구조본부) (2008 가입)
Mexiko	Programa de Manejadores de Perros de Búsqueday Rescate de la UNAM-Mexico
Netherlands	Nederlandse Reddingshonden Bond - NRHB
	Reddings Honden Groep Noord-Oost Nederland - RHG-NON
	Stichting Inzet-reddinghond Nederland - SIN
	Werkhonden Inzetgroep Riijnmond - W.I.R
	Stiftung Signi Suchhunden - SIGNI
	RHG Solferino - Reddingshondengroep Solferino
	Reddingshonden Hulpdienst Holland - RHH
Norway	Norske Redningshunder - NRH
	Norsk Redningshund Organisasjon - NRDO
Poland	Stowarzyszenie Cywilnych Zespolow Ratowniczychz Psami - STORAT
	State Fire Service Poland - KGPSP
Romania	Centrul de Educare Canina - Craiova
	ARCS Rumänien
Russia	Staatliche Kynologische Such - und Rettungsheinheit-Tsentrospas
Sweden	Svenska Brukshundklubben - SBK
Slovenia	Drustvo vodnikovresevalnih prov Slovenije - DVRPS
	EnotaResevalnih Psov Slovenije - ERPS
	Klub VodnikovResevalnih psov Kranj
	Drustvo za resevalne pse burja (BURJA)
	Klub Vodnikov Resevalnih psov Postojna
	Kynologischer Verein für Rettungshunde Maribor - KD REPS Maribor
Slovakia	Asociacia cvicitelovzachranarskych psov - ACZP
	SlovenskaKynologickaJednota - SKJ
	Zvaz kanologickychzachranarskych Brigad SR - ZKZB-SR

	Search and Rescue Dog Association Slovakia - SAR DA
Thailand	Thailand Rescue Dog Association - ThaiRDA
Turkey	Verein MAY / ProjektLidam
	Search and Rescue Association - AKUT
Taiwan	Taiwan Fire Service Rescue Dog Unit - TFSRD
Ukraine	UkrainianFederation of sport with dogs - UFSD
UAE	Dubai Dubai Police GeneralH.Q.
	AD Police K9 - Abu Dhabi Police K9Q
USA	USA Canine Alert Search Teams
	United Schutzhund Clubs of America
Uruguay	Army Centre of Military Working Dogs - CIPTME

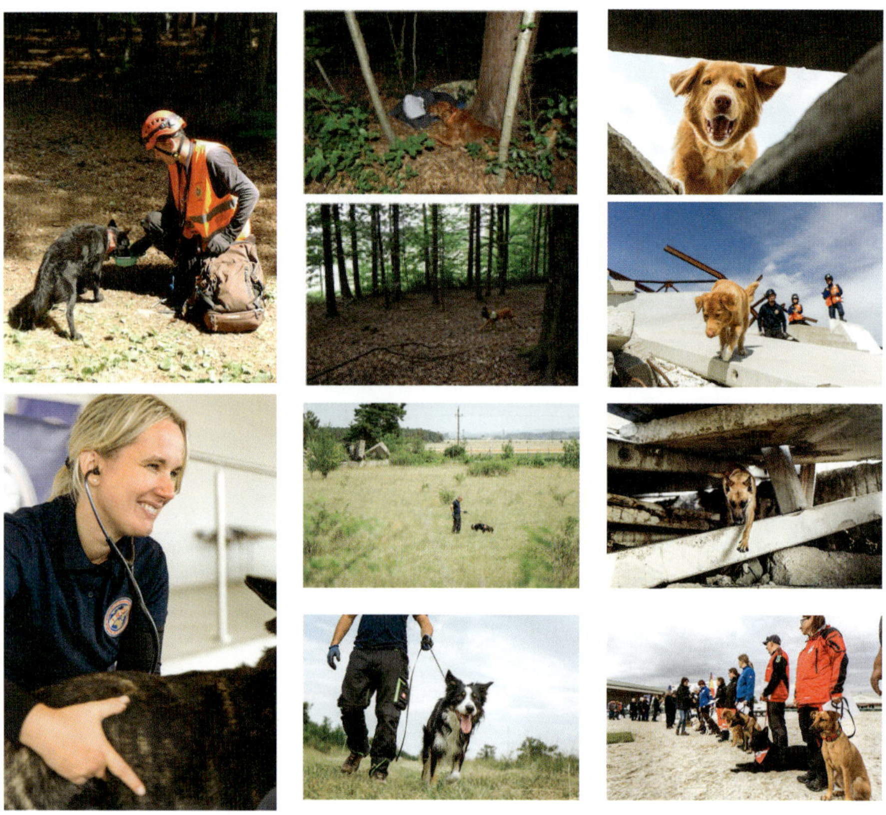

2017 IRO 지원으로 시행된 세계 각국의 구조견 교육훈련

04 구조견의 역할과 필요성

사람들에 의하여 번식되고 사육되는 수많은 개들이 여러 가지 영역에서 합리적인 교육을 통해 인간 생활에 필요한 분야의 훈련을 받는다. 각기 특성에 맞는 성공적인 훈련을 통하여 사람을 대신하여 적재적소에서 그 뛰어난 기능을 유감없이 발휘하며 인간을 위해 봉사하고 있다.

생명은 가장 고귀하고 소중하다. 또한 세상에서 무엇과도 바꿀 수 없는 게 사람의 목숨이다.

인명구조견은 소중한 생명을 구하기 위하여 열악한 최악의 재난환경과 현장에서 묵묵히 그 임무를 수행하고 있으며 개를 통한 인명구조 활동은 '개가 인간을 위해 할 수 있는 최고의 가치'이자 '인간에 대한 봉사'이다. 인명구조견 훈련의 목적을 한마디로 정의한다면 '개의 기능개발을 통한 인간에 대한 봉사이자, 개를 통한 인간의 사랑'이며 '꺼져가는 한 생명의 부활을 위한 구조의 노력'이라 할 수 있다.

1) 구조견의 역할

① 집중적이고 지속적으로 요구조자의 취기 수색

② 스틱 통보(브링셀) 혹은 짖음과 파헤침을 통한 실종자의 확인 및 취기의 발생지점 통보

③ 실종자 취기 발견 시 짖음과 파헤침은 위치의 정확성을 높여줌

④ 수색작업 실행 시 쉽게 도달할 수 없는 험준한 산악, 또는 재난지역, 건설장비들의 소음 혹은 견디기 힘든 냄새 그리고 연무 발생으로 인한 견의 수행능력의 무변동성

⑤ 산악 및 야지에서 야생동물 출현 시 견의 지속적 수색능력 무변동성

2) 핸들러의 역할

(1) 견의 취기반응의 올바른 인식

견의 독자적 수행능력을 저해하지 않고 최소 필요 불가결한 지원을 제공한다. 재난지역의 상태, 증인의 진술과 풍향에 따라 자신의 견이 위험에 노출되지 않고 어디에서 최대한의 성공 가능성을 가질 수 있는지를 판단한다.

(2) 훈련영역 세분화

이러한 목표설정을 근거로 인명구조견 훈련은 다음의 부분영역들로 세분화 된다.

① 통보 - 짖음과 스틱 통보 또는 파헤침

② 산악지역 및 재난지역 상황에 대한 적응, 소음과 연무에 대한 적응(환경적응 훈련)

③ 수색 작업

④ 지도수의 전술 교육

상기 부분 영역들의 중요성에 관련해서는 어떤 것이 더욱 중요하다고 순위를 정할 수 없다. 구조견 훈련의 목적을 달성하기 위해서는 어떤 부분 영역들도 소홀히 해서는 안 된다. 견의 통보가 안정되고 견의 수행능력이 지역상의 어려움이나 혹은 어떤 냄새에 의해 변동되지 않을 때 비로소 수색작업과 전술교육은 시작될 수 있다.

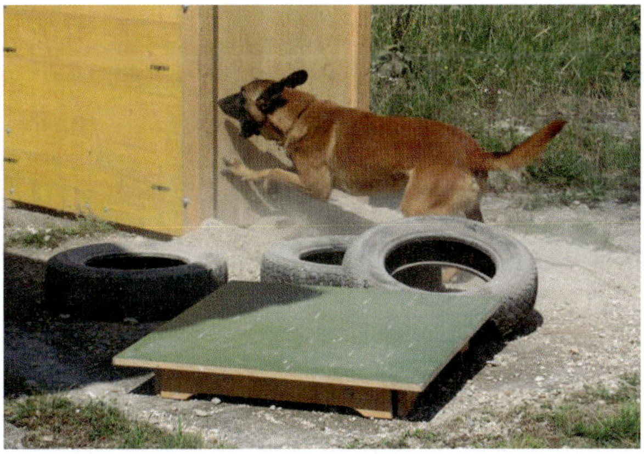

훈련 중인 견이 박스 안에 있는 실종자 냄새를 맡고 짖으면서 파헤치고 있다.

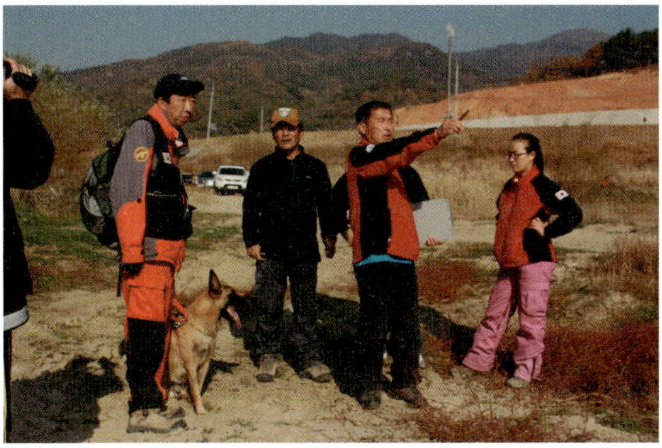

실전수색 투입 시 수색지역 분할 및 전술교육은 중요하다.

3) 인명구조견 훈련의 필요성

지구의 온난화와 기상이변으로 인하여 해마다 많은 재해가 발생하고 있다.

대표적인 예로 지진, 쓰나미, 화산폭발, 허리케인, 대형홍수로 인한 자연재해가 해마다 지구 전역을 강타하며 몸살처럼 반복되고 있다. 한 번의 자연재해로 문명이 송두리째 사라질 수도 있다는 이야기는 섬뜩하다.

오래전 화산폭발로 완전히 소멸해버린 '미노스(크레타) 문명'이 그렇다. 실내의 프레스코 벽화로 미루어 보건대 경제적으로 풍요롭고 예술이 번창했던 사회, 남녀가 평등하게 살았던 평화로운 사회였다. 그런데 그토록 문명을 자랑하던 도시가 한순간에 화산재 아래 파묻혀버린 것이다. 자연은 참으로 냉혹하다. 아무런 예고도 없이 이토록 놀라운 재난을 일으키니 말이다.

이 지구라는 행성은 축을 따라 쉼 없이 놀라운 속도로 돌고 있기 때문에 세찬 바람도 일으키고 폭우를 퍼붓기도 한다. 지구가 이렇게 도는 동안 수많은 소행성들(직경 1Km 이상의 물체)을 포함한 외계 물체들이 지구 주변을 지나간다. 영국 일간지 텔레그래프에 의하면, 하루에도 지구를 통과해가는 물체가 5천만 개가 넘는다고 한다.

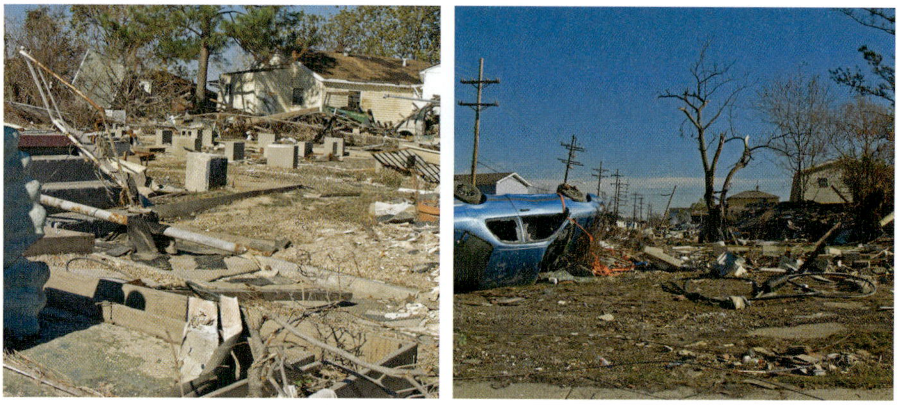

지진으로 폐허가 된 도시와 가옥

출처: ptxabay.com

게다가 지구는 다양한 생명체들이 공존하는 곳이기 때문에 인간만이 지구를 독점할 수는 없다. 우리는 눈에 보이지 않는 미세한 생명체들과도 함께 살아가야 하는데 이들은 인간보다 더 짧은 생을 살면서 더 빨리 진화해 인간의 생명을 위협하기도 한다. 이처럼 지진, 화산폭발, 쓰나미, 태풍, 홍수, 산사태, 소행성 충돌, 전염병과 같은 재해는 인간이 지구 위에서 살아가는 이상 피할 수 없는 자연스러운 현상인 것이다. 그렇다면 자연재해는 인간에게 주어진 삶의 조건일 뿐이다. 재난과 더불어 살아가야 한다는 인간의 운명이 썩 유쾌하지는 않지만 인간은 탄생 순간부터 그 운명을 나름대로 감당해 왔다. 생명의 진화와 문명의 발전이란 업적을 이룩할 수 있었던 것도 그 덕분이다.

자연은 인간 개개인을 챙기지 않는다. 아니, 자연은 인간 자체에 무심하다고 해야 할 것이다. 무심한 자연 앞에서 인간 역시 다른 생명체와 마찬가지로 자연에게서 받은 것을 이용해 제 살길을 찾는다면 살아남을 것이고, 그렇지 못하면 멸종의 길을 갈 것이다. 이것이 자연의 이치인 듯싶다. 인간이 자연의 예외적인 존재라고 볼 수는 없다. 이런 자연재해 발생 시 우리의 구조견과 핸들러의 할 일은 무엇인가?

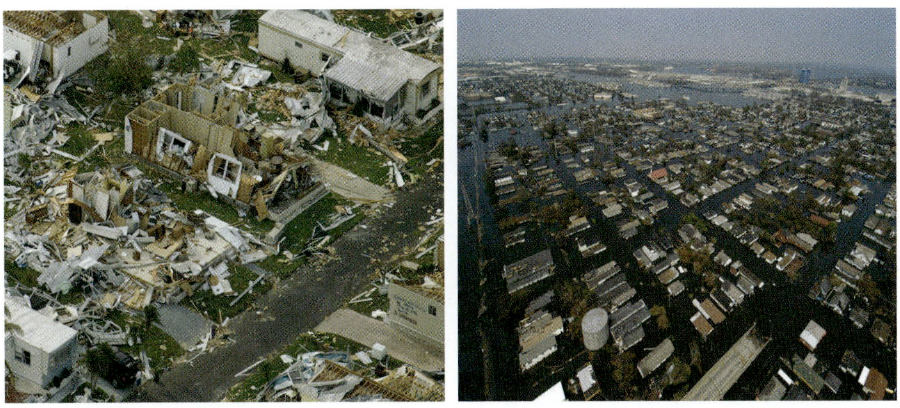

허리케인으로 폐허가 된 도시[허리케인 찰리(좌), 허리케인 카트리나(우)]

출처: ptxabay.com

수많은 사람들이 재해 현장에서 극한의 악조건과 악취, 배고픔, 고통을 견디며 한 사람의 목숨이라도 더 살리기 위해 새우잠을 자기도 한다. 인류의 소중한 가치를 실현할 때, 우리 구조견과 핸들러들은 가슴에 타오르는 열정을 안고 뜨거운 심장의 박동소리를 듣는다. 재난현장에서 자기 자신의 가치와 존재의 의미를 뜨거운 땀방울에 녹아내리게 하여 소중한 가치를 실현한다면, 먼 훗날 우리의 삶은 진정 아름다웠다고 말할 수 있을 것이다. 지금 이 시각에도 세계 곳곳은 홍수, 가뭄, 태풍, 지진, 화산폭발 등으로 아우성이다. 이 위협적인 자연재해 앞에 지금 우리 구조견 핸들러들은 자기 안일함에서 벗어나 닥쳐오는 자연재해와 재난 앞에 어떻게 당당히 대처해야 하는지 심사숙고해서 다가올 내일을 생각해 보아야 할 것이다.

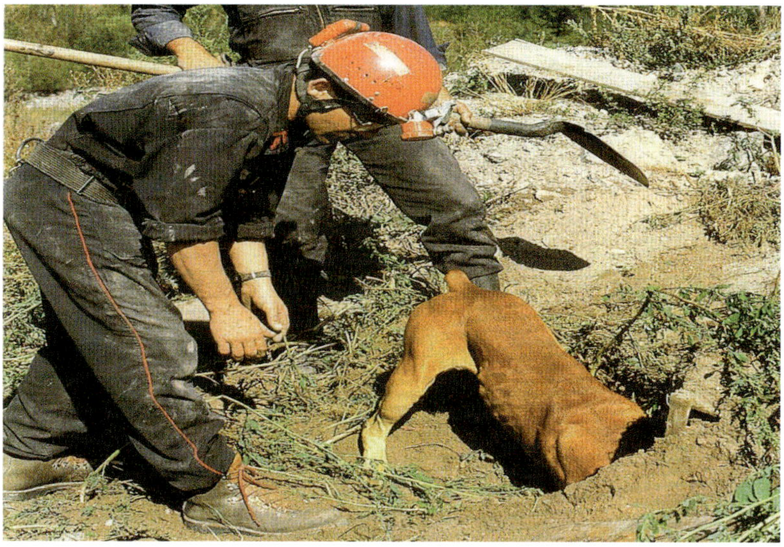

산사태로 인한 매몰현장에서 실종자 발굴 작업 중(중국 쓰촨성)

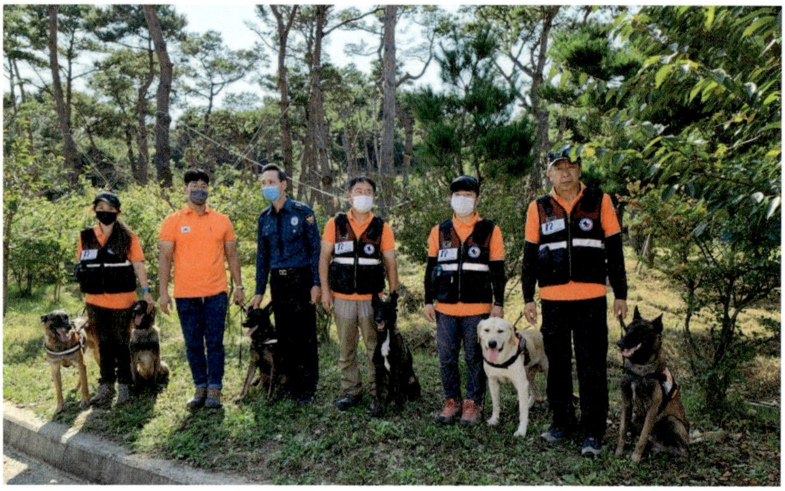

2020.9.30~10.1 서산실종자수색

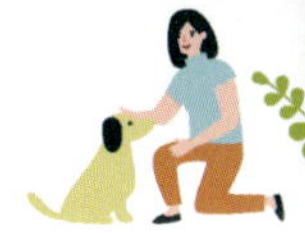

4) 인명구조견의 인증

인명구조견은 정해진 절차와 규정에 따라 전문분야의 교육을 받은후 최고단계인 RH-B 테스트에 응시하여 반드시 국제인명구조견 심사위원이 평가하는 심사에 합격한 개를 말한다.

인명구조견의 시험절차는 다음의 3단계의 과정을 거치게 되고 1단계부터 3단계까지 차례대로 시험이 진행되어야하며 아래 나열된 응시연령의 나이 조건은 엄숙히 지켜져야 한다.

만일 나이 조건이 허락된다면 1단계 시험 후 연속으로 2·3단계 시험에 응시할 수 있다(예 테스트견의 나이가 20개월 이상일 경우).

(1) 1단계: RH-V - 인명구조견 예비시험

- 시험응시연령: 15개월
- 평가기준
- 총점: 200점(복종: 100점, 수색: 100점) 각 과목 70% 이상 총점 140점 이상의 점수를 획득해야 합격할 수 있다.

(2) 2단계: RH-A - 인명구조견 A단계 시험

- 시험응시연령: 18개월(점수 G 평가를 2회 합격 후 B단계 시험 응시가능)
- 평가기준
- 총점: 300점(복종: 100점, 수색: 200점) 각 과목 70% 이상 총점 210점 이상의 점수를 획득해야 합격할 수 있다.

(3) 3단계: RH-B - 인명구조견 B단계시험

- 시험응시연령: 20개월
- 총점: 300점(복종: 100점, 수색: 200점) 각 과목 70% 이상 총점 210점 이상의 점수를 획득해야 합격할 수 있다.

CHAPTER

02

구조견 훈련의 기반

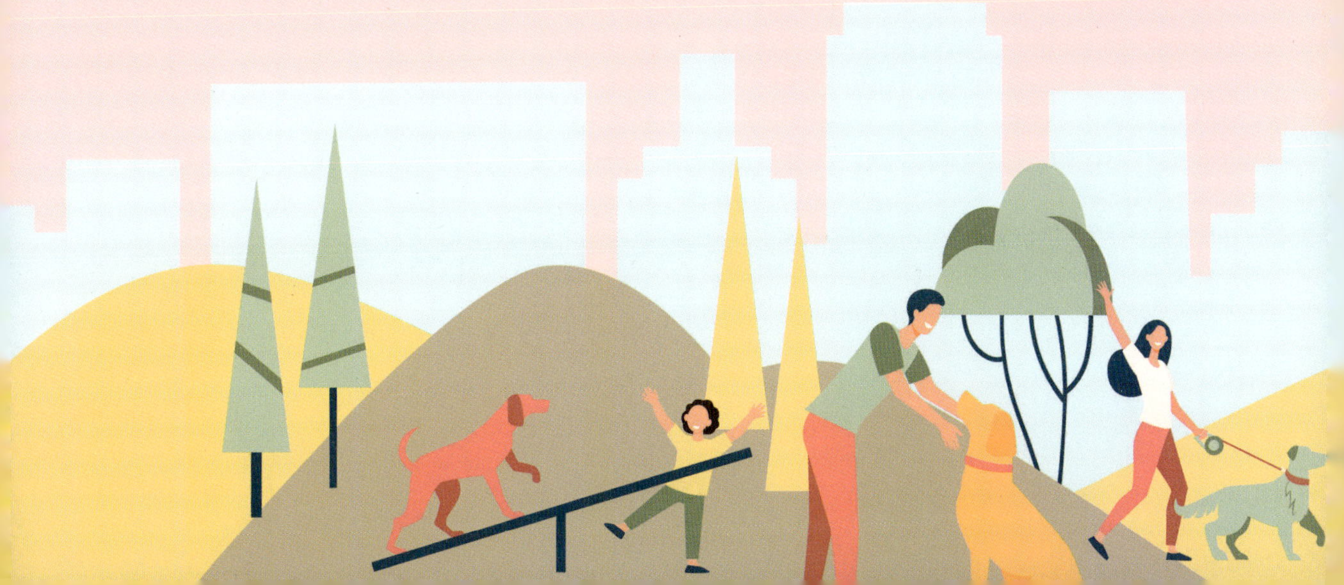

CHAPTER

02 구조견 훈련의 기반

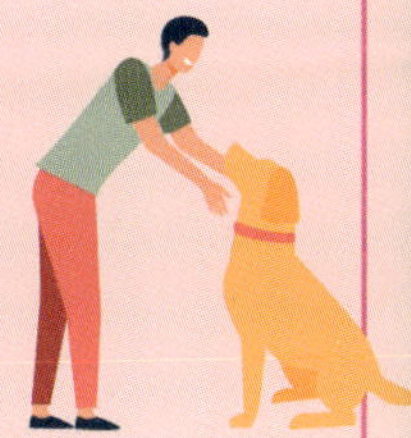

01 구조견 적합성

1) 적합한 견종

지구상에는 약 300여 종 이상의 순수 종 개들이 존재하고 있으며 각 개체마다 고유의 특징과 성격을 가지고 있다. 수많은 종류 중에서 '구조견으로 과연 어떠한 견종이 적합한가'라는 물음에 정답은 없다. 혈통서가 없는 잡종견도 좋으며 단지 인명구조견에 필요한 크기와 성격만 갖추면 합당하고, 목적에 부합하는 훈련과정을 통하여 구조견으로 충분히 활용이 가능하다. 외형적인 면보다는 기능적인 작업능력에 우선순위를 두어야 하며 종류나 혈통을 모른다 해도 구조견으로 활동하게 하지 말라는 규정은 없으며, 그에 대한 어떠한 이견도 없다. 그러나 훈련 성과가 좋은 혈통의 개를 선택하는 일은 구조견 양성과정의 성공을 돕는다.

일반적으로 각 나라 기관이나 민간단체에서 구조견으로 훈련되어 운용되고 있는 인기 있는 견종을 관찰해 보면 다음과 같다.

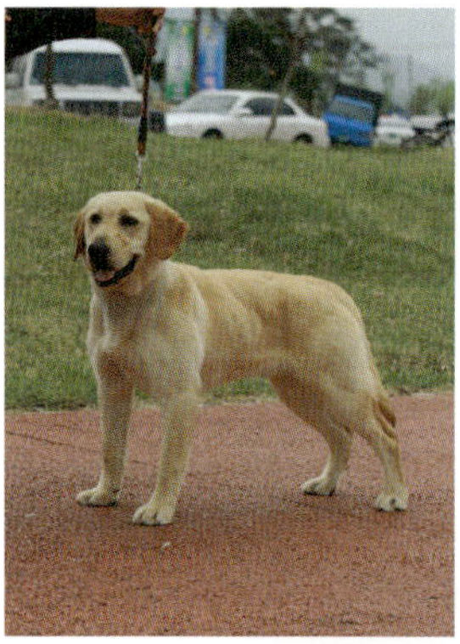
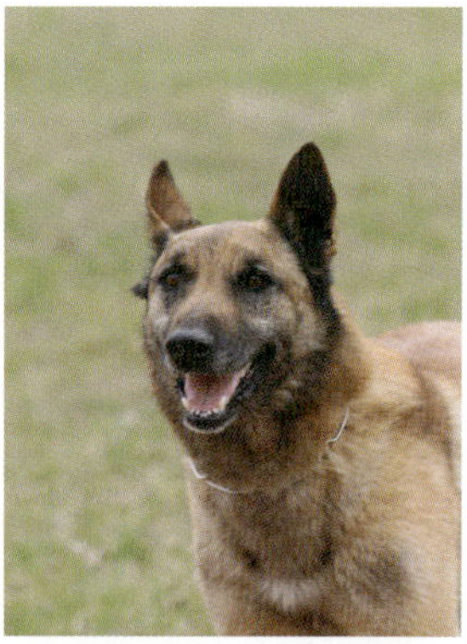
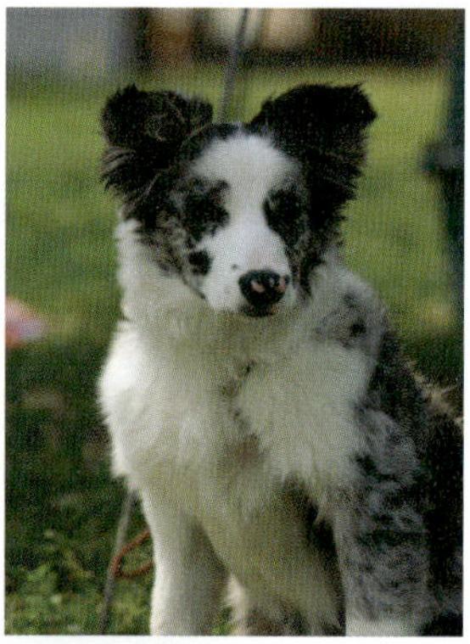
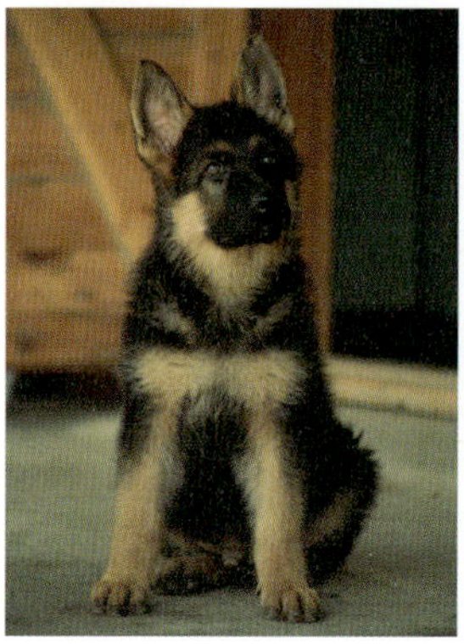
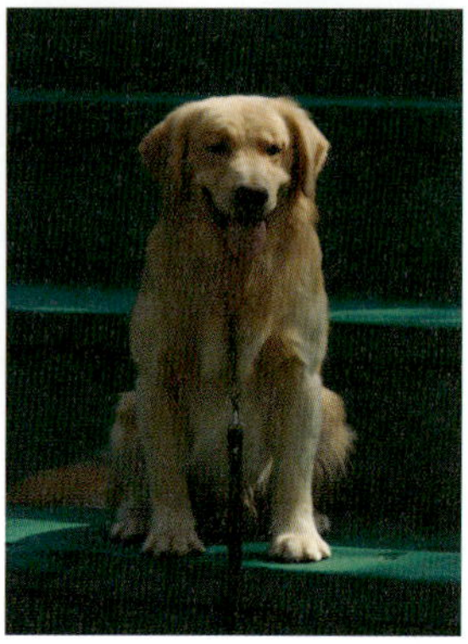

(1) 저먼 셰퍼드(German Shepherd)

① 원산지: 독일

② 체 고: 암 - 55~60cm, 수 - 60~65cm 체중 25~35kg

이 개는 설명이 필요 없을 만큼 널리 알려진 유명한 견종으로 기능면으로 볼 때 만능견이다. '인류가 만들어낸 금세기 최고의 걸작'이라고도 표현하는 이 견종은 독일에서 목양견으로 활약하며 능력을 인정받아 여러 분야에서 사역견의 역할을 하였으며, 제1·2차 세계대전을 통하여 그 탁월하고 뛰어난 작업능력을 인정받아 일약 스타 견종이 되었다.

제1차 세계대전 당시 조국 독일을 위해 군용견으로 뛰어난 활약을 보이자 전쟁이 끝난 후, 연합군 귀환병들에 의해 다른 나라로 알려지기 시작했으며, 그 후 제2차 세계대전에는 연합군을 위해 조국 독일에 대항하는 군견으로 활약한 아이러니한 운명의 개이기도 하다.

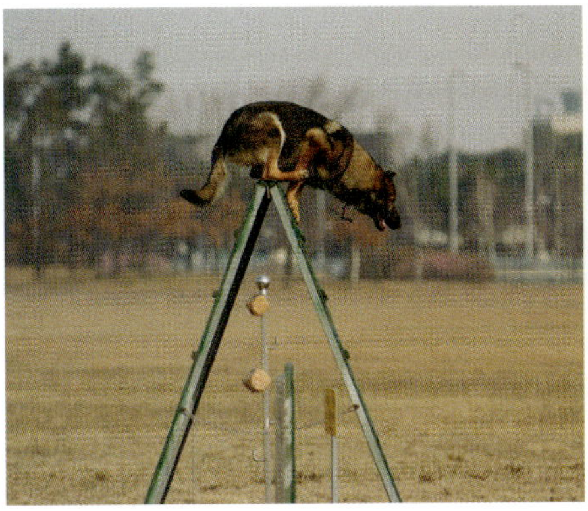
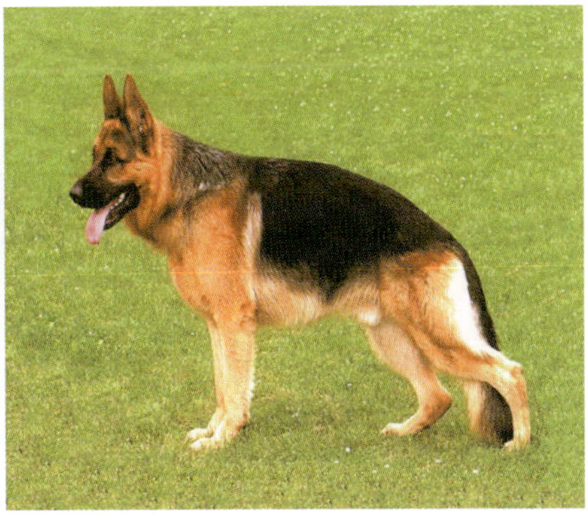

개 얘기를 할 때마다 빠지지 않고 나올 정도로 셰퍼드는 유명한 개이다. 이 개의 능력, 활약하는 다양한 분야, 잘 생긴 외모, 영화 등장 횟수, 실제 무용담 등 전 분야에 걸쳐 개로써는 완벽에 가까운 능력을 가지고 있는 개이다. 모색은 블랙탄(흑황색), 울프그레이(회색), 흑색 등이 있으며 때때로 알비노 증상인 흰색의 개도 나온다.

이 견종은 직선적이고 용맹하나 사납지 않은 표현과 자신감 그리고 쉽게 친근해지거나 누가 친구인지를 가름할 수 있는 정도의 경계심으로 분명한 독특한 성품을 갖고 있다. 침착하나 때에 따라 필요하면 강한 욕구와 민첩성을 보이며, 이 두 가지 특성은 번견, 목양견, 시각장애인 안내견, 호신견 혹은 반려견으로 알맞다.

머리가 좋고 충성심이 강하고 대담한 용기가 있고 애정이 많으며, 책임감이 강한 이 개는 거의 만능이라고 하여도 결코 과장이 아니다. 그러나 모든 일에 양면성이 있듯이 이 개에게도 마찬가지이다. 뛰어난 적응력이 있어 주인이 바뀌어도 바로 적응하는 능력 때문에 군견병이 죽거나 환경이 자주 바뀌는 군견으로는 적격이지만, 한편에서는 한 주인만을 섬기지 않는다고 하여 싫어하는 사람들도 있다. 이 견종은 뛰어난 만큼 계획적이고 합리적인 훈련이 필요하며 이런 훈련이 선행되어야 비로소 셰퍼드다운 셰퍼드가 되는 것이다.

(2) 말리노이즈(Belgian Sheepdog Malinois)

① 원산지: 벨기에

② 체　고: 암 - 55~61cm, 수 - 61~66cm　체중 27~30kg

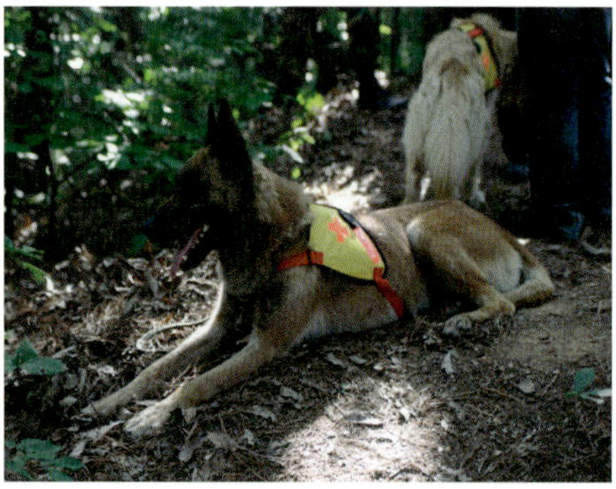

관 · 민 지원 활동 중인 구조견 '성탄'

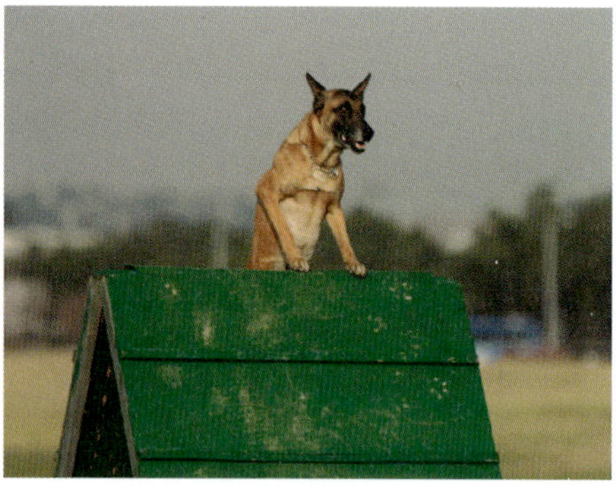

방위 훈련 중 판벽을 넘는 말리노이즈

이 견종은 타고난 훈련능력 때문에 저먼 셰퍼드와 더불어 사역견 최고의 자리를 지키고 있으며 고관절(HD)과 슬관절(ED)의 탈골이형성이 거의 없어 저먼 셰퍼드보다 이 개를 선호하는 국가나 단체 그리고 훈련클럽도 많이 있다. 명령에 대한 빠른 반응과 적극성, 뛰어난 집중력, 지칠 줄 모르는 강한 의욕 그리고 가혹한 환경에서의 탁월한 작업능력은 이 개를 사역견 최고의 자리에 올려놓았다. 다만 단점이라면 성격이 급하고 예민하여 짖음이 많은 편이며, 간혹 난폭한 성격의 개들이 있기 때문에 신중하게 선택해야 한다.

이 견종의 원산지는 벨기에로 성품은 강인하며 일 잘하는 양치기 개들로 중세시대에는 매우 거친 견종이었다. 그 당시 이 개들의 타입은 가축을 보호하는 능력에 중점을 두고 번식되었다. 그래서 일 잘하는 암캐의 새끼를 원하는 주인들은 되도록이면 가까운 혈족 중에서 뛰어난 양치기 개를 골라 자신의 암캐와 교배시켰다.

견종 사이의 교배는 한 지방에 국한되어 있기 때문에 흔히 생기는 일이었으며, 이는 곧 이 개들이 어떤 기준적인 특성을 갖느냐에 따라 구분되었다.

한때는 여덟 가지 변종으로 전해져 왔으나 오늘날에는 그중 4종만이 남아 있다. 그로넨달(Groenendael), 라케노이즈(Laekenois), 말리노이즈(Malinois), 테뷰렌(Tervuren) 등으로 나뉜다. 이 이름들은 그들이 각자 제일 유명했던 지명의 이름을 본 따 지은 것이다. 기록에 의하면 이 4가지 종류 중 말리노이즈가 제일 먼저 타입을 확립하였고, 최고의 사역견으로 유명했기 때문에 이 종 외의 나머지 3종은 한때 '다른 말리노이즈 변종'이라고 불렸었다. 말리노이즈는 훈련이 용이하고 강한 사역견으로 모든 작업을 능숙하게 처리하며 기후가 좋지 않는 곳에서도 잘 적응하고 네 견종 중 가장 유명하며 훈련능력 또한 탁월하여 전 세계적으로 사역견의 자리에서 저먼 셰퍼드와 함께 최고의 위치를 차지하고 있다. 이 견종은 오늘날에도 훌륭한 경비견으로 벨기에의 군인이나 경찰을 돕고 있다.

우리나라에는 말리노이즈와 그로넨달, 테뷰렌 등이 수입되었는데, 그로넨달과 테뷰렌은 도그쇼에서 간혹 볼 수 있을 정도로 개체수가 많지 않다. 그러나 주로 훈련에 관심이 있는 사람들이 말리노이즈를 선호하여 훈련소질이 뛰어난 계통을 번식하고 있어 세 견종에서 말리노이즈의 인기가 가장 높으며 개체수도 가장 많다.

오늘날 이 개들은 서로 분리된 견종으로 규정되어 있으며, 목양견 이외에도 경찰견, 군용견, 인명구조견, 가드 도그 등의 각기 다른 분야에서도 자신들의 실력을 유감없이 발휘하고 있다.

(3) 보더콜리

① 원산지: 영국

② 체　고: 암 - 46~53cm, 수 - 48~55cm　체중 18~23kg

보더콜리는 스코틀랜드와 잉글랜드 사이의 국경 부근에서 유래한 옛 스코틀랜드의 유전학적 '양치는 개'에 가장 가깝게 남아있다.

보더콜리들은 작업적인 면, 특히 움직이는 물체에 대해서는 광적인 능력을 보인다.

주인의 말을 잘 이해하고 전문 훈련사[3]들의 견종설문에서 IQ순위 1위로 최고의 자리를 차지하고 있기도 하다. 타 견종에 비해 이 품종의 뛰어난 특징은 눈의 능력인데, 이것은 양떼를 움직이고 혹은 원을 그리듯 돌게 만드는 최면술과 같은 시선을 말한다.

'올드 햄프(Old Hemp)'라는 초기의 이 품종은 지금까지 영국 양치는 개 경기에서 한 번도 다른 견종에 패하지 않았다. 또한 충성스러운 이들이 "양 떼들과 언덕에 서서 양치기가 죽은 지 며칠이 지나도 그 옆을 떠나지 않고 지키고 있었다."라고 사람들은 말한다.

보더콜리는 그 기능을 중요시하여 외형은 기능에 비해 중요하게 여기지 않는다. 활기찬 능력과 함께 길들이는 능력은 그들의 가장 큰 장점이다. 이 개들은 자주 '농장의 양치는 개, 일하는 양치는 개'들로 불리며, 농부와 목양하는 사람들을 돕는 일을 잘하는 개로 남아있다. 한편 이들은 두 가지의 성향이 두드러진다. 일 중독증에 걸린 것처럼 끊임없이 어떤 곳이든지 양 떼를 사람에게 몰고 가는 개들과 느긋한 성품을 가진 가족용 애완견인 역할을 하는 것도 있다. 보더콜리는 잡일이 주어지거나 이들의 힘을 분출시킬 때 가장 행복해한다. 목양할 기회에서 방해받으면 이들은 이웃의 양들, 다른 동물들을 몰 것이다.

이들과 오래 생활한 브리더의 말에 의하면 "보더콜리와 같이 사는 것은 그림자를 늘 달고 다니는 거와 같다."라고 표현을 한다. 이 견종의 단단하고 근육질의 몸은 매끈한 외선을 가지며, 이 외선은 쉬운 움직임과 끝없는 내구력의 느낌을 전해주는데 이것들이 바로 이 견종으로 하여금 세계 최상의 양몰이 견종으로 이름을 날리게 한 것들이다. 좋은 균형을 가진 중형의 강건한 외형을 가진 보더콜리는 활력적이고 민첩하며 의욕적이다. 영특함과 지칠 줄 모르는 체력은 이 견종이 갖는 최대의 특성이자 장점이다.

3) 구조견 훈련사(Trainer): 개를 구조견으로 양성 및 운용하는 전문가

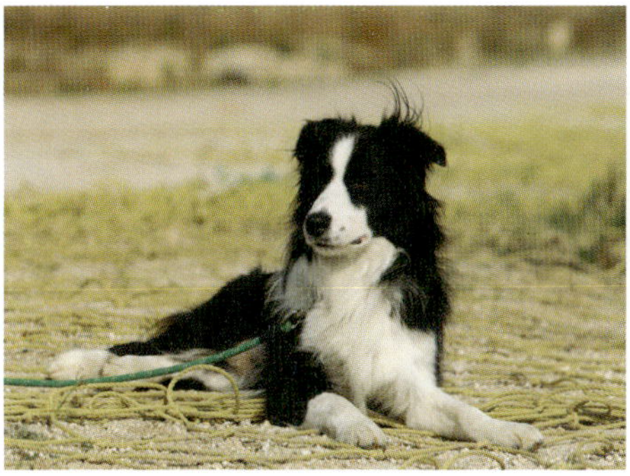

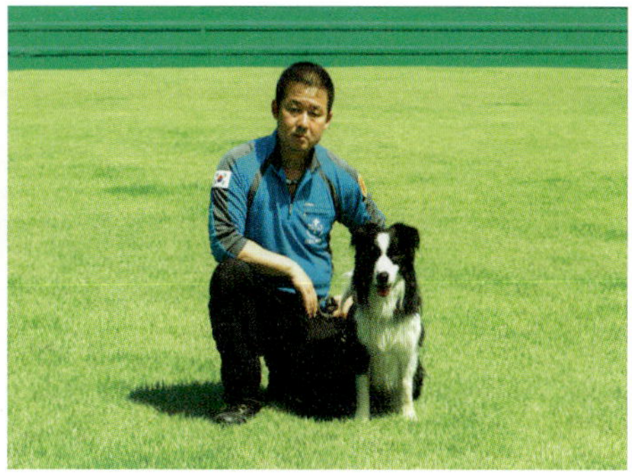

(4) 골든 레트리버

① 원산지: 영국

② 체　고: 암 - 55~57cm, 수 - 58~61cm　체중 25~34kg

이 견종들은 수영하는 데 대단히 능숙하며 물에 떨어진 사냥감 회수에 뛰어난 능력을 가지고 있다. 매우 일반화된 품종들 중의 한 종류이며 온순해서 가정견으로 많은 사랑을 받는다.

머리가 좋고 영리해서 도그 스포츠에도 많이 이용되며 침착하면서도 활동적이어서 구조견 이외에도 조렵견, 시각장애인 안내견, 마약 탐지견 등으로 많이 훈련되어 분야별로 우수한 능력을 발휘하고 있다. 대부분 워낙 온순하여 대인 경계심이 약하기 때문에 경비 목적으로의 훈련은 절대적으로 피하는 견종 중의 하나이다.

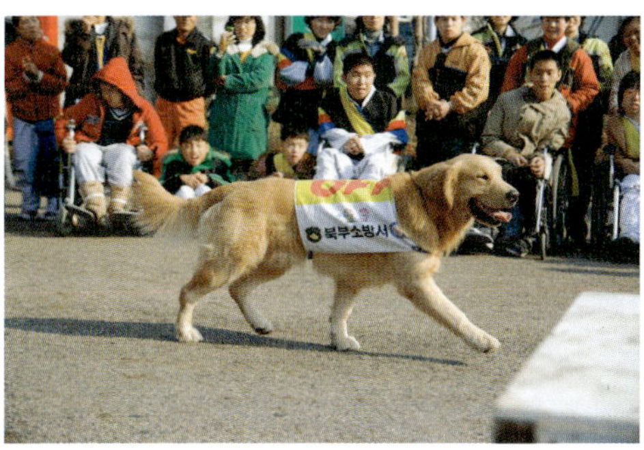

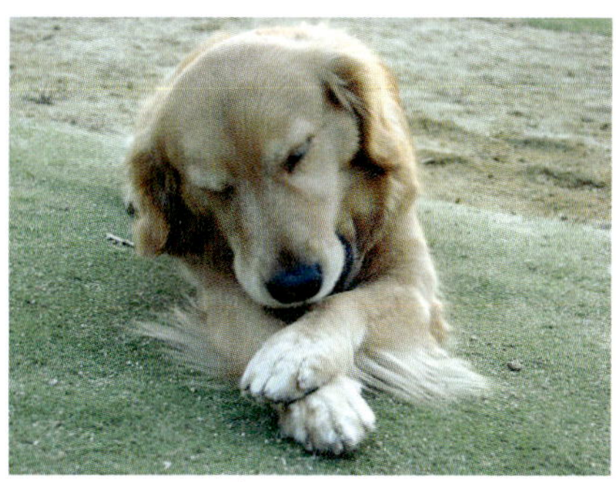

구조견 '마루'(대전 북부소방서 최성락 대원)의 시범

(5) 래브라도 레트리버

① 원산지: 캐나다

② 체 고: 암 - 55~60cm, 수 - 57~62cm 체중 25~36kg

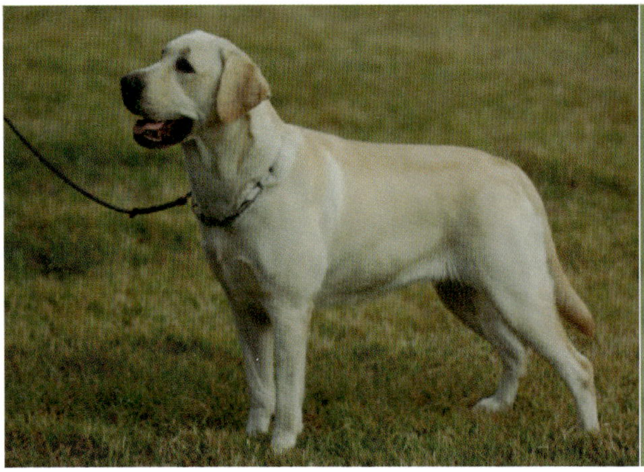 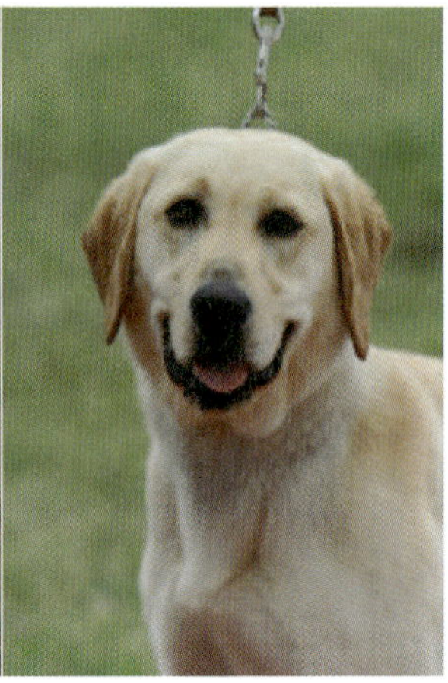

이 개는 1700년경에 캐나다의 어부와 사냥꾼을 도와 일을 했으며, 그 후 영국으로 건너가 개량되어 1903년 영국 KC에서 공인되었다. 방수성이 좋은 짧고 조밀한 털과 근육질의 균형 잡힌 몸을 갖고 있는 이 개는 한마디로 만능견이다. 마약 탐지, 지뢰 탐지, 군용, 사냥, 시각장애인 안내견 등 현대 사회에서 필요로 하는 모든 분야에서 큰 활약을 하고 있다.

골든 레트리버와 함께 개로서 모든 부분에서 월등하다. 골든 레트리버에 비해 번견으로서의 성능이 좋고 사람을 잘 따르지만 귀찮게 하지는 않는다. 지능이 높고 침착하며 인내심이 많아 어떤 조건의 가정에도 적응력이 뛰어나다. 인명구조견으로는 골든 레트리버보다 체질과 체력 면에서 월등한 래브라도 레트리버를 많이 활용한다.

그 외에 각 나라의 특성과 구조견 훈련사의 적성에 맞는 견종들이 주로 많이 훈련되고 있으며 세계적인 구조견 추세를 보면 허딩도그(목축견) 계열의 견종들이 가장 많이 구조견 훈련에 참가하고 있다. 이러한 현상은 실전에서의 경험과 수색의 성공률을 바탕으로 하기 때문에 앞으로도 큰 변화는 없으리라 본다.

(6) 이 외의 견종

앞에서 언급한 견종 외에 인명구조견협회에서 구조견으로 양성 중인 견종은 다음과 같다.

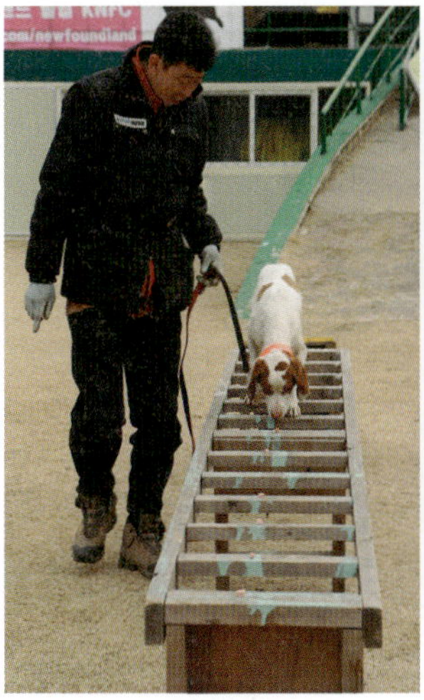

브리타니

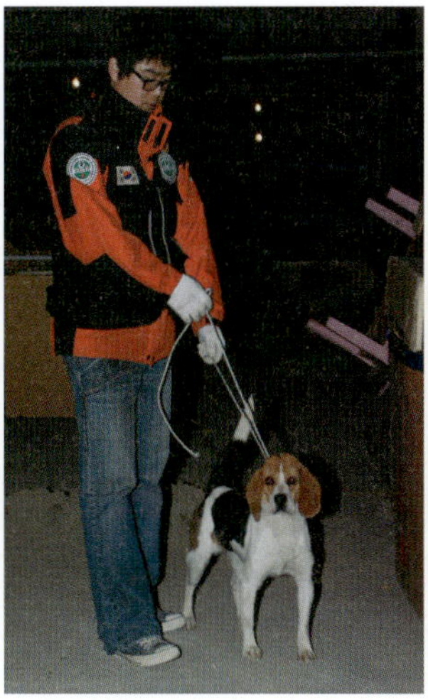

비글

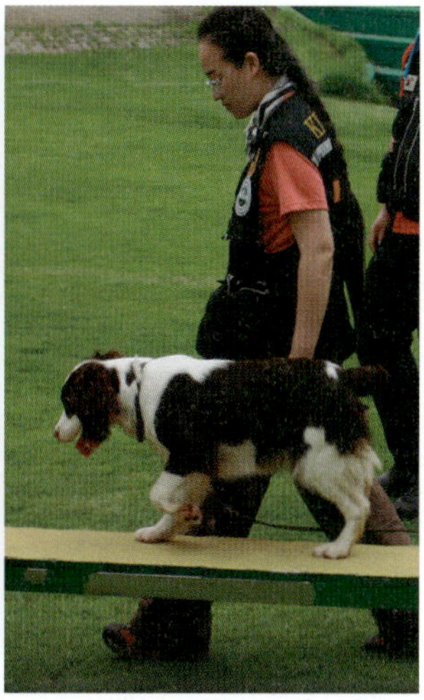

잉글리시 스프링거 스패니얼

2) 적합한 크기

인명구조견의 크기에는 제한이 없다. 소형의 토이견종부터 테리어 종류, 초대형까지 모든 크기의 견종이 구조견으로 훈련이 가능하다.

하지만 구조견 훈련의 작업능률과 적합성 면에서 본다면 중형 크기의 견종이 훈련효과 면에서 가장 뛰어난 작업능률을 보인다. 그레이트 덴, 그레이트 피레니즈 등 초대형견은 특수한 목적이 없는 한 보편적으로 구조견에 적합하지 않다.

(1) 야지 수색견

야지 수색에는 체고 30~65cm의 중소형견이 좋다.

초소형(치와와, 요크셔테리어, 몰티즈 등)의 품종들은 잡목이 우거지고 빽빽한 삼림이나 들판을 뛰고 달리며 수색작업을 하기에는 체력적인 면이나 크기에서 그 실용도가 매우 떨어진다. 초대형견(세인트 버나드, 그레이트 덴 등)은 그 육중한 몸 때문에 빨리 지치고 체력소모가 많으며, 민첩함이 부족하여 작업능률이나 수색작업의 효과가 저조하다.

(2) 재난붕괴구조견

재난붕괴 시 구조견으로는 체고 20~65cm의 견종이 적합하다.

재난붕괴구조견은 작은 소형의 견종도 가능하다. 건물더미 구멍 또는 벽 사이로 다니며 수색활동을 할 수 있으며 체력만 뒷받침이 되는 경우 재난구조에서 뛰어난 활동과 능력을 보이는 소형견들도 더러 있다. 대형견은 역시 재난구조에 그 몸의 크기가 적합하지 않으며 복잡하고 위험한 재난현장에서 보행의 어려움과 체력적인 문제 때문에 구조견으로 거의 사용되지 않는다.

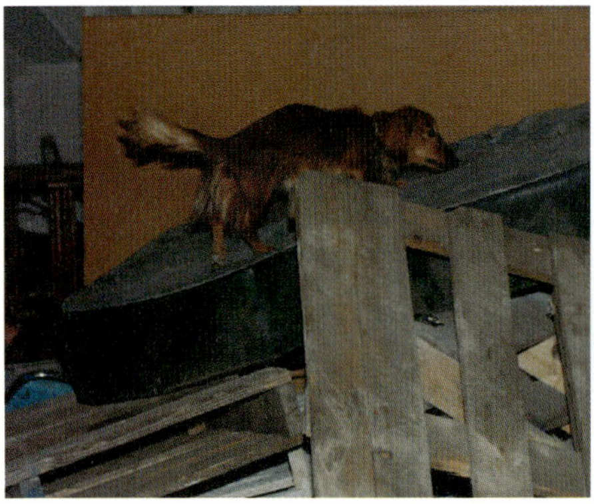

소형견인 닥스훈트의 수색 작업

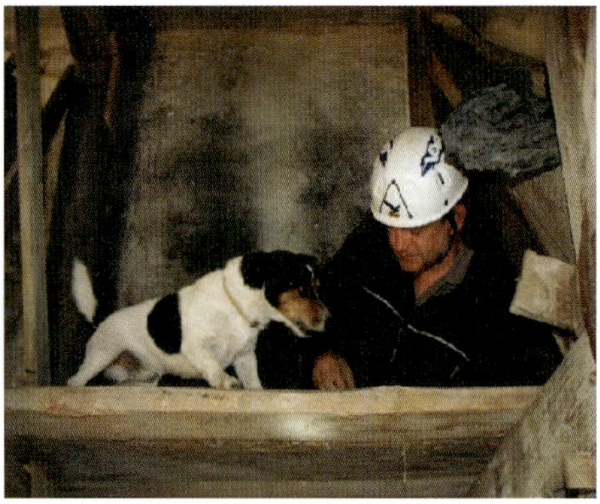

역시 소형견인 잭 러셀 테리어의 실종자 수색

(3) 눈사태구조견

눈사태 시 구조견으로는 체고 30~80cm의 견종이 적합하다.

코커스패니얼 크기 정도의 견종들도 가끔 훈련되어 사용되지만 역시 중형견 정도의 견들이 가장 많이 훈련되어 사고현장에 투입된다. 가끔 대형견도 눈사태 또는 수상 구조견으로 투입되는 경우가 있지만 체력적으로 지구력과 연관된 지속성, 그리고 민첩성의 문제 때문에 선호도는 매우 낮다.

(4) 추적견

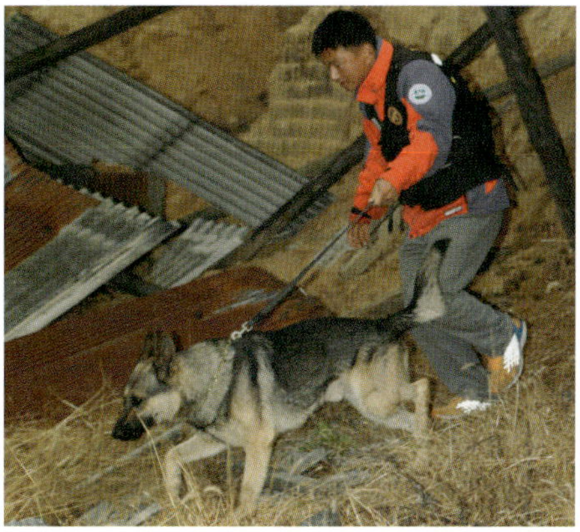

추적견으로는 체고 50cm 이상의 견종이 좋다.

추적견은 작업의 특성상 소형견과 육중한 초대형견이 사용되는 경우는 거의 없다. 일반적으로 저먼 셰퍼드, 말리노이즈 견종이 가장 많이 훈련되어 현장투입이 이루어지며, 그 이외도 블러드하운드나 뛰어난 후각을 가진 개들이 많이 활용된다.

(5) 수상구조견

수상구조견으로는 체고 40~70cm의 견종이 좋다.

물에서 작업을 해야 하며, 또한 보트를 입에 물고 수영을 해서 끌고 갈 정도의 체력과 크기 그리고 수영능력이 요구되기 때문에 중형견 이상의 대형견들이 훈련되어 투입된다. 일반적으로 레트리버 이상의 크기와 대형에 속하는 뉴펀들랜드 견종이 많이 사용된다.

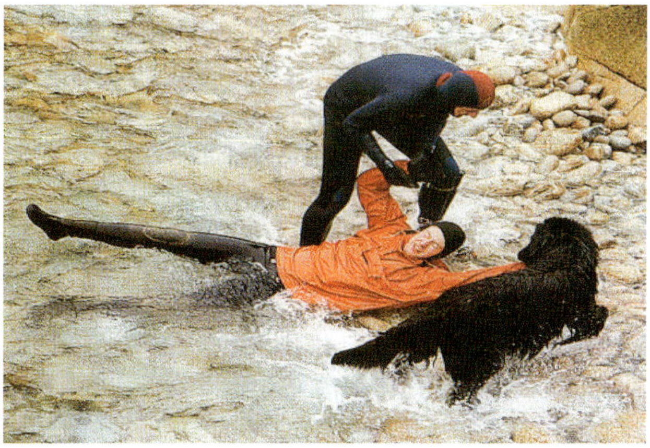

물에 빠진 사람을 구조하는 수상구조견(뉴펀들랜드)

3) 적합한 성격

인명구조견의 작업 및 수색환경은 가장 최악의 상태인 경우가 대부분이고 많은 스트레스를 동반한다. 때문에 개의 성격이 상당히 중요하며 수색의 결과에 많은 영향을 미치기 때문에 초기에 적합한 성격의 개를 선택하는 것이 매우 중요하다.

(1) 정신적 육체적으로 건강할 것

개의 행동이 비정상적이거나 또는 소심한 성격에서 비롯된 행동으로 사람에 대한 거부감과 도주본능을 지닌 성격은 좋지 않다. 움직임이 정상적이지 않거나 관절이나 근육에 문제가 있는지 잘 관찰해 보고 이러한 성향의 판단은 정확히 내려야 한다. 또한 부모견의 성향과 윗대의 조상견 계통도 검토하여 유전상으로 문제가 없는지도 참고로 하면 더욱 좋다. 인명구조견은 열악한 환경에서 장시간 작업을 해야 하는 특수한 분야이다. 건강상태가 좋지 않으면 효과적인 수색작업을 할 수 없으며 수색능률의 향상을 기대할 수가 없다.

(2) 사람에 대한 공격성이 없을 것

어린 강아지 또는 성장 과정 중에 타인에 대한 경계나 과도한 공격성이 나타나는 개는 절대적으로 구조견으로 사용되어서는 안 된다. 구조견의 구조 대상은 전혀 알지 못하는 제3의 타인이다. 수색 중에 신음하는 요구조자, 또는 놀라서 소리치는 사람을 보면 공격성이 있는 개들은 대부분 자기의 감정본능에 충실해서 돌발적으로 뜻밖의 행동을 하는 경우가 있을 수 있다.

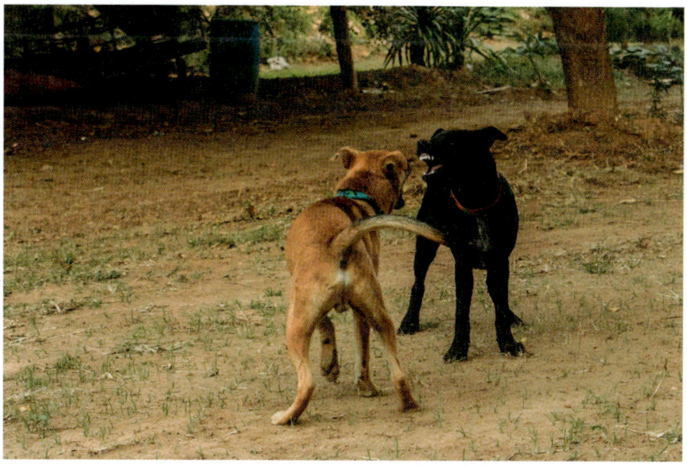

사람과 동물에 대한 과도한 공격성향은 철저히 검증되어야 한다.

(3) 환경에 대한 적응성이 좋을 것

구조견의 수색환경은 복잡하고 다양하며 많은 스트레스를 동반한다. 30℃ 이상의 높은 온도 또는 영하의 날씨, 야지, 산속, 도심지, 강변 등 이 모든 환경을 개 스스로 극복하려면 선천적인 대담함과 좋은 성향의 기질이 필요하다. 때문에 어려서부터 많은 시간을 사람과 함께 생활하면서 다양한 환경의 변화와 여러 복잡 다변한 상황에 적응할 수 있도록 해주어야 한다. 소리에 민감해서 이상한 소리에 놀란다든지 새로운 환경에 접할 때, 여러 가지 경험부족으로 인하여 적응력이 떨어지는 개는 상대적으로 그렇지 못한 개들보다 훈련효과와 능률면에서 확실히 차이를 나타낸다.

(4) 동종 혹은 타 동물과의 사교성과 친화력이 좋을 것

구조견 훈련에 들어가면 다른 팀 또는 구조견끼리 많은 동물들과 만날 수 있는 가능성과 기회가 있기 마련이다. 중립적이고 우호적인 성격의 개들은 눈앞에 보이는 사물에 대하여 빨리 판단하고 자기의 주어진 임무에 집중하지만, 수렵성이나 투쟁성향이 강한 개들은 수색 도중 다투려고 하거나 수렵본능의 발현으로 다른 동물을 따라가기 때문에 수색지역 이탈로 인하여 본연의 임무를 망각하는 경우가 종종 있다.

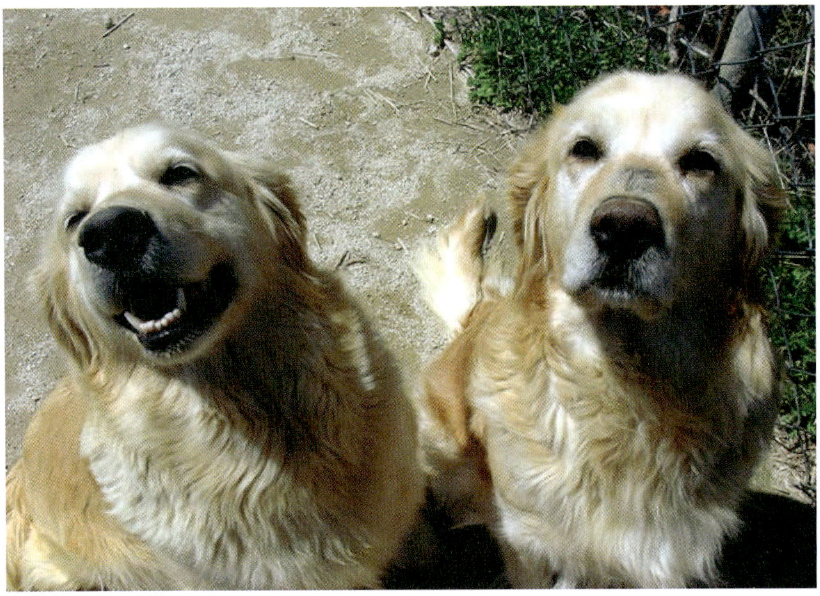

개의 잠재적 본능 때문에 투쟁성과 수렵성이 강한 견은 구조견의 선택에서 배제되어야 하지만 경험 많은 전문가가 아닌 이상 판단하기 어려우므로 견종 선택은 전문가의 도움을 받는 것이 바람직하다.

(5) 호기심이 많고 냄새 맡는 것을 좋아할 것

후각을 통한 작업이 대부분인 구조견은 어릴 적부터 코를 사용하는 놀이를 많이 해 주는 것이 좋으며, 주로 눈을 사용하는 시각 하운드 견종 선택은 좋지 않다.

낯선 물체에 대한 강렬한 호기심과 그것이 무엇인지 확인하고자 하는 강한 자극의 호기심과 후각사용을 좋아하는 성향은 구조견이 갖추어야 할 중요한 조건이다.

(6) 대담한 성품

구조견 훈련 중에는 많은 외부적인 자극이 있고 또한 거기에 따르는 스트레스가 적지 않다.

훈련이나 수색활동 중에 나타나는 스트레스 또는 외부자극의 강렬한 조건을 이기지 못하면 구조견으로써 합당한 훈련을 받을 수 없고 훈련 도중에 포기하게 된다. 때문에 강아지 선택에서 대담하고 의욕적이며 명랑한 성품을 가진 개체를 선택하는 것은 매우 중요한 일이다.

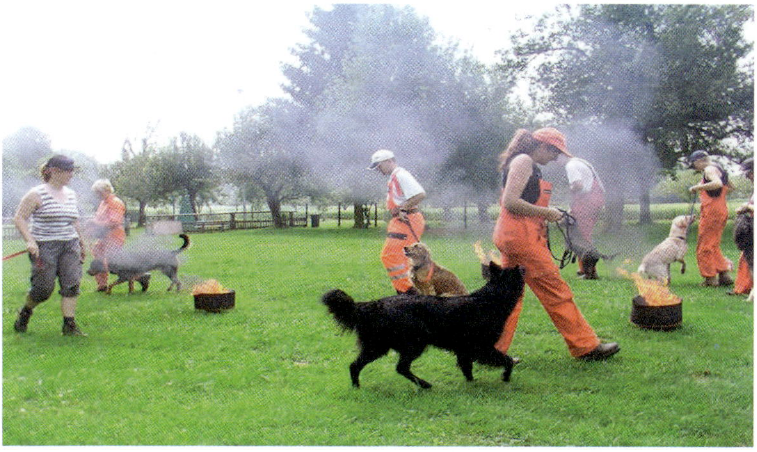

화재, 연기 또는 시·후각 자극에 대한 적응훈련

(7) 그 외 아래사항의 성향들 판단

① 평화적인 상황에서 안정된 성품. 조용하고 주의 깊으며 안정된 행동

② 높거나 보통 정도의 자극력을 가지며 중간 정도의 열정을 소유

③ 높은 자극력: 상대적으로 강한 자극이 주어져야 비로소 반응 유발

④ 낮은 자극력: 미세한 자극에도 반응 유발

⑤ 소음에 대한 비예민성. 특히 폭음 혹은 진동소음(폭발, 발전기 등)에 대한 개의 대담성과 무관심

⑥ 화염, 연무 그리고 기타 방해 냄새들에 대한 무관심

⑦ 조종성 및 복종성(핸들러의 지시에 대한)

⑧ 신체적 그리고 정신적 내구력: 현장투입은 개에게 상당한 스트레스를 의미하며, 외국 현장 투입은 최대 1주 이상의 지속적인 스트레스를 의미함

⑨ 합당한 연상능력 및 조합능력

⑩ 핸들러와 밀접한 결속
⑪ 두드러진 수색 충동
⑫ 어느 정도의 호전적 충동 및 포획 충동은 훈련을 위해 유용하게 이용
⑬ 이외에 바람직하지 않은 개의 특성은 심약한 성품, 환경영향에 대한 민감성, 낮은 자극력, 불안, 소심, 유약, 핸들러와의 친화력 및 결속관계 미비. 방어본능, 경계본능, 사냥본능, 강한 투쟁본능 등

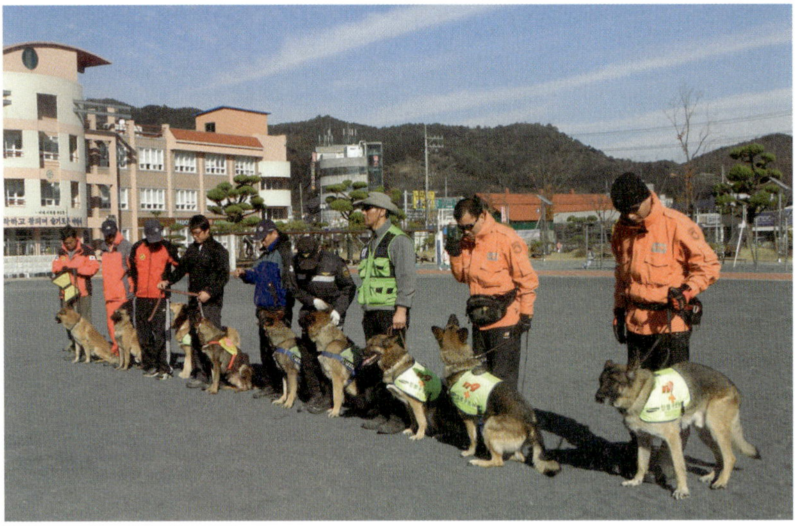

2010년 11월 15~20일 하동 청소년수련원에서
관·민 구조견 합동훈련에 참가한 구조팀

4) 인명구조견의 선택

구조견은 정신적으로 그리고 육체적으로 상당한 필요조건들이 요구되며, 인간을 구조하기 위한 고난도의 임무를 수행하기 위해서 어떤 개들이 적합한가라는 문제가 제기된다. 근본적으로 후각능력 소질이 있는 견종으로 신체적으로 건강하고 안정된 성품을 가진 개들이 적합하다.

암컷 혹은 수컷을 선택하는 것은 개인적인 취향에 속한다. 암컷에 대한 한 가지 단점은 발정 시기이다. 암컷은 발정 기간 동안 구조견으로 요구되는 수행능력에 합당하게 투입될 수 있다 하더라도 발정 기간 중인 암컷의

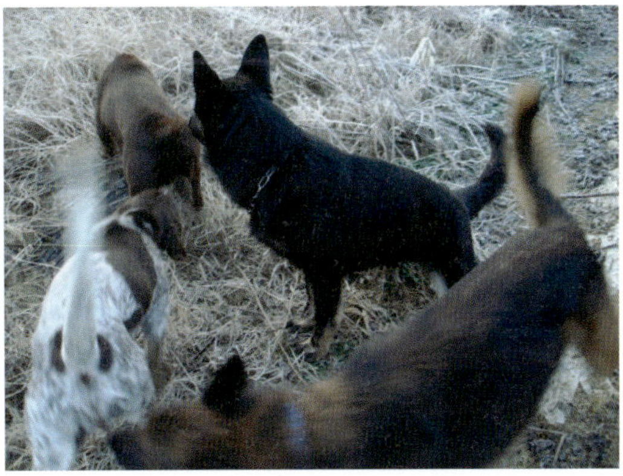

현장 투입은 도움이 되기보다는 오히려 많은 문제를 야기할 수 있다. 이는 암컷 주위를 배회하는 수컷들에 의해 현장에서 작업이 방해되기 때문이다. 그리고 상황에 따라서는 자신의 임무보다는 발정 중인 암컷의 냄새에 영향을 받아 수컷들의 산만한 행동에 대한 확고한 통제가 불가능하다. 암컷을 구조견으로서 사용하기 원한다면 번식에 사용하지 않는 방법과 발정기 동안에 현장 투입을 중지해야 할 것이다. 최후의 수단으로는 중성화 수술을 하는 것도 고려해야 할 것이다. 기타 발정기 억압조치들은 수의사의 의견에 따르면 장기적으로 문제가 될 수 있다.

우리의 경험에 따르면 중성화된 암컷들은 신체적으로 그리고 성격적으로 부정적으로 변화되지 않는다. 즉 수술만으로 암컷은 결코 비만해지거나 혹은 나태해지지 않는다. 그러나 수컷은 중성화가 절대적으로 불필요하다고 판단한다. 일반적인 경우에 잘 훈련된 수컷에게서 성충동 혹은 공격충동은 행동에 지배적인 영향을 미치지 않는다.

구조견의 역할은 신체구성에서 아름다움이 아닌 기능성이 중요하다. 순종견이든 혼혈견이든 상관없이 구조견작업에 합당해야만 한다. 그래서 대부분 구조견들은 사역견종에 속한다. 이들의 장점은 주로 중간 정도의 크기(체고 약 50~65cm)이며, 이보다 작거나 큰 그리고 육중한 개들은 현장에서 보행성과 지구력에서 어려움을 수반한다. 대형 크기의 개들은 위급상황에서 민첩한 행동과 운송에 대한 문제가 발생한다.

많은 견종들에서 항상 심각하게 대두되는 문제는 선천성 유전인 HD(고관절이형성증)이다.

강아지일 때는 선천성 탈구에 대해서 의심하거나 고민할 필요가 없다. 이 질환은 강아지 때에는 나타나지 않고 수개월이 지나서야 나타나는 현상이다. 구조견으로서 최상의 전제를 갖고 많은 발전 가능성을 기대할 수 있지만 HD 질환에 걸린 강아지를 구입할 수 있는 위험은 감수해야 한다. HD 질환의 심각성을 대변하는 다양한 HD 단계들이 있다(HD는 뢴트겐 검사에 의해서만 판정될 수 있으며, 보통 생후 12개월이 지나야 검사를 받을 수 있다).

질환의 초기진행 중에는 근육의 합목적 트레이닝과 기타 조치들을 통해 증상악화를 완화시킬 수는 있지만, 질환의 발전 정도에 따라 개는 단지 제한적인 부하에 견디는 능력만을 소유하게 된다. HD 질환을 가진 개가 어느 정도까지 구조견으로서 훈련될 수 있는지는 질환의 악화 정도에 따라 좌우된다. 개가 어떤 활동의 제한 혹은 고통에 대한 징후를 보이지 않는다면 합당한 훈련을 통해 경미한 HD 질환은 용인될 수 있다. 그러나 중증 HD 질환에 걸린 개들은 고난도의 훈련과정을 거치면서 보다 심각한 상태로 진행될 수 있다. 이러한 개들의 이해를 위해 그리고 훈련 중인 다른 구조견 단원들의 이해를 위해 중증 HD 질환에 걸린 개들은 훈련에서 당연히 배제되어야 한다.

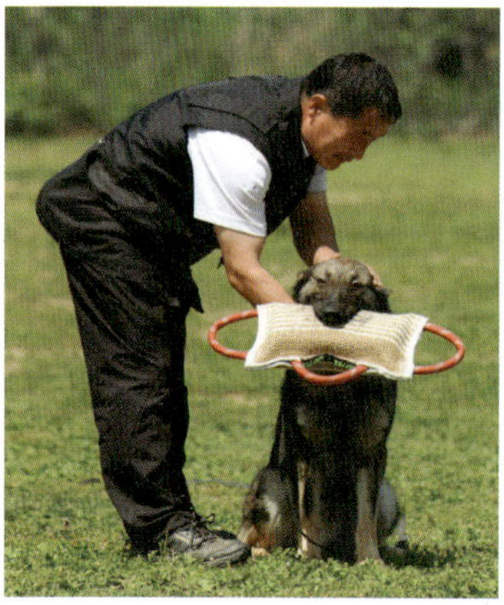

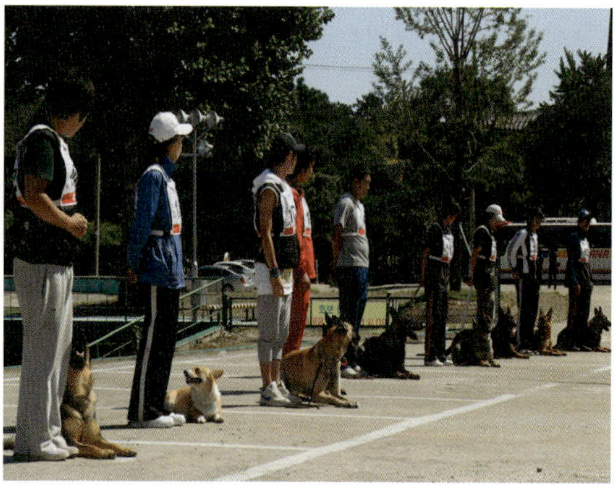

개에 있어서 어느 정도의 예비훈련은 아주 중요하며 대부분의 구조견 단체에서는 이를 전제하고 있다. 강아지가 어려서부터 체계적으로 자신에게 부여될 특별한 임무를 위한 준비를 할 수 있었다면 최적이다. 이는 그러나 일반적인 훈육을 벗어나는 경험과 지식을 전제하기 때문에 많은 주의가 요망된다.

미래의 구조견이 방위견 훈련의 '기본과정'을 완료했다면 아주 큰 장점을 가지게 된다. 즉 구조견 '초보견'이 방위견 혹은 추적견 시험에 합격했다면 앞으로 본격적인 구조견 훈련과정에서 경험이 없는 다른 개들보다 수월하다.

그 이유는 첫 번째로 개가 복종과 후각 작업에서 트레이닝 경험이 있으며 훈련 기간을 통해 핸들러와 밀접한 관계가 맺어졌기 때문이며, 두 번째는 핸들러가 훈련에 대한 일반적인 지식과 어느 정도의 전문지식을 소유하고 있기 때문이다.

특히 예비훈련이 전혀 되어있지 않은 초보 핸들러들은 개로부터 최대의 수행능력을 끌어내기 위해 얼마만큼의 노력과 시간 그리고 인내심이 요구되는지를 모르고 단순하게 자신의 개를 구조견으로 양성한다는 생각에 집착해서 개에 대해 무리한 기대와 요구를 하는 경우가 많다.

5) 인명구조견의 관리

구조견의 관리와 작업의 기반은 핸들러와 개 사이의 절대적인 신뢰이다. 서로가 서로를 아주 잘 알아야만 한다. 현장투입에서는 수많은 상황들이 발생됨으로 이러한 기반이 전제되어야만 해결될 수 있다. 특히 개가 위험한 폐허들에서 보행하고 상당히 어려운 조건들에서 이동하며 수색해야 하기 때문에 핸들러는 목소리를 통해서만 개에게 안정을 제공할 수 있기 때문이다. 여기에서 핸들러는 구조견의 아주 미세한 움직임이라도 즉각적으로 체크해서 암시하는 것을 인지해야만 구조견 역할의 관리가 용이하다.

이러한 상호 간의 신뢰와 인지는 오랜 기간 체험과 경험을 통한 동반 생활에서 얻어지는 것으로 결코 짧은 시간에 만들어지지 않는다. 시간의 흐름과 더불어 생성되며 확고해진다. 이는 또한 핸들러가 자신의 개와 함께 많은 시간을 보내고 교육을 통하여 '모험'을 즐기고 삶의 동반자로서 수용할 경우에만 가능할 것이다.

우리에서 사육은 이러한 근거로 인해 구조견에게는 합당하지 않다.

트레이닝 시간을 제외하고는 폐쇄된 삶을 살아가는 개는, 핸들러 혹은 그 가족의 일상에 편입되어 주말 나들이를 함께 가는 개보다 현장투입의 정신적 스트레스를 견뎌내지 못한다. 핸들러와 가족의 일상에서 개는 스스로 자율적으로 행동하는 것을 배우게 되며, 가능한 많은 환경자극들을 접해야 하고 이들과 친숙해져야 한다.

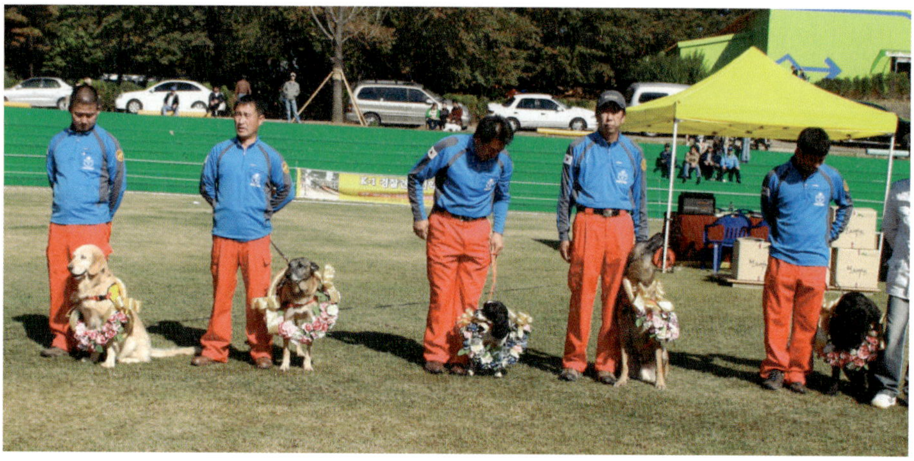

인명구조견 은퇴식 – 약 10년간의 활동을 마치고 영광스럽게 은퇴하는 KKCRD 소속 1기 구조견들(2008년 10월 26일)

물론 개에게는 집에서 언제든지 왕래가 가능한 자신만을 위한 조용한 보금자리가 주어져야 한다. 핸들러는 개를 위해 누구에게도 방해받지 않는 쾌적하고 아늑한 보금자리를 지정해 주어야 한다.

올바른 관리를 통해서만 개는 정신적으로 그리고 육체적으로 합당하게 성장한다는 것을 핸들러는 잊지 말아야 하며 합당하지 않은 양육의 결과들은 훈련에서도 개를 속박한다.

02 훈련장비

1) 구조견 자켓

구조수색 작업 시 개의 몸에 입히는 레드 크로스 마크가 새겨진 하네스로써 야생동물과의 구별을 용이하게 하고 개의 동기부여를 촉진시키며 요구조자 발견 시 요구조자에게 심리적 안정을 느낄 수 있게 해준다.

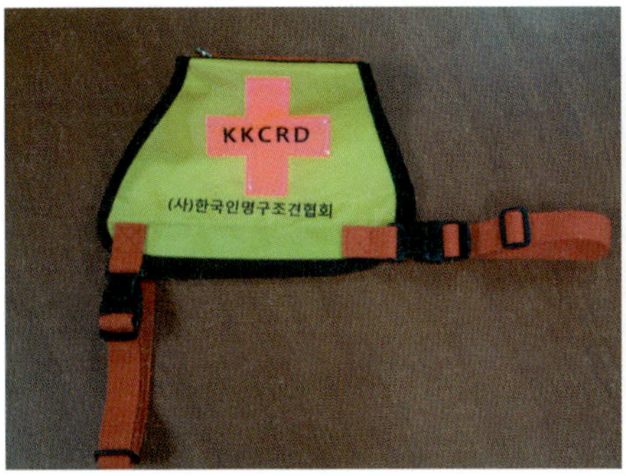

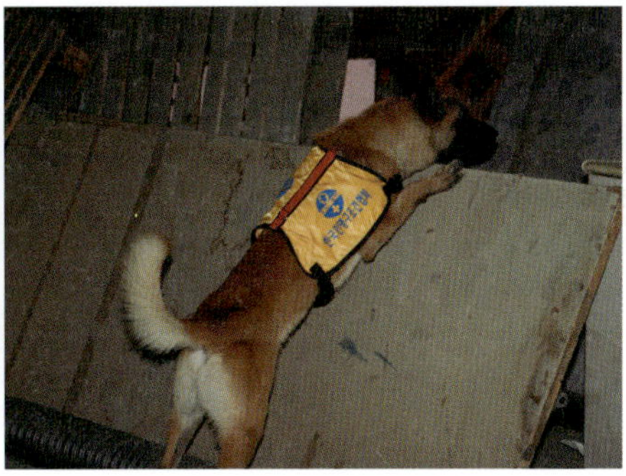

2) 비고정 흔들다리

재난지역에서의 원활한 보행성과 걸음걸이의 안정성을 좋게 해준다.

3) 시소

재난 지역에서 움직이는 물체나 유동적인 물체 위를 보행할 때 또는 급격한 물체의 위치변화에 대처할 수 있게 해주고 갑작스러운 상황의 변화에 대처하는 능력을 키워준다.

4) 수평사다리

시각적으로 공간의 거리를 계산하여 보행하는 습관을 들여주고 조심성과

잔해지역에서의 침착성을 길러준다. 또한 사다리를 통하여 상층부나 하층부로 이동할 때 혹은 격리된 지역을 사다리를 통하여 건널 때 효과적인 장비이다.

5) 그네

재난지역 수색시 갑작스런 지형의 흔들림이나 변화에 대처할 수 있는 능력과 자신감을 키워주며 심리적인 안정과 감정의 복원성에 많은 도움이 된다.

6) 터널

어두운 지역을 통과하며 담력과 밀폐된 공간에서의 자신감을 양성하는데 도움이 된다.

7) 멀리뛰기(폭비)

재난지역 또는 야지 수색 시 일정한 공간을 도약하여 위치를 옮길 때 자신감과 순발력을 키워준다.

8) 불안정 지면

지반이 불안정한 지역에서 거부감 없이 안정적인 보행이 가능한지를 테스트하는 방법이다.

9) 통보박스

재난구조견의 훈련에 있어 가장 중요한 장비이며 이 통보박스를 통하여 개는 실종자 발견 시 해야 하는 가장 중요한 짖음과 파헤침을 배우게 된다.

| 각종 장비의 예 |

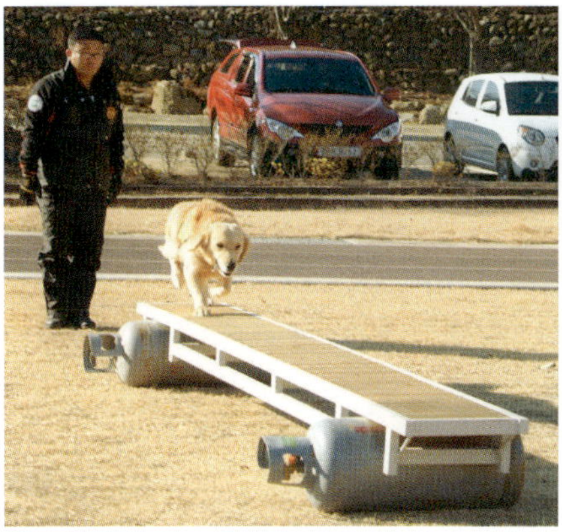

비고정 흔들다리

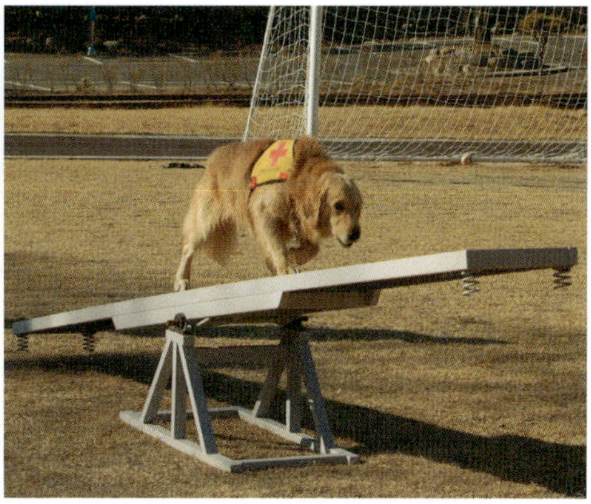

시소

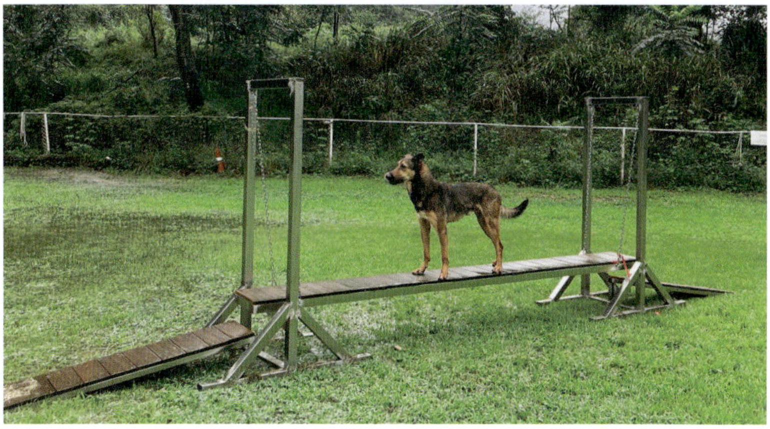

그네

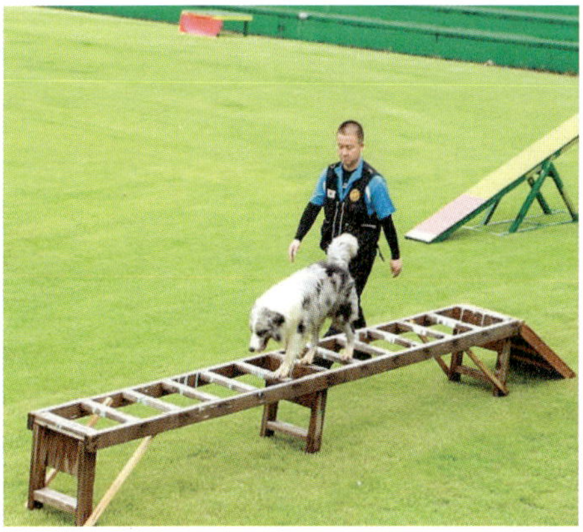

수평사다리

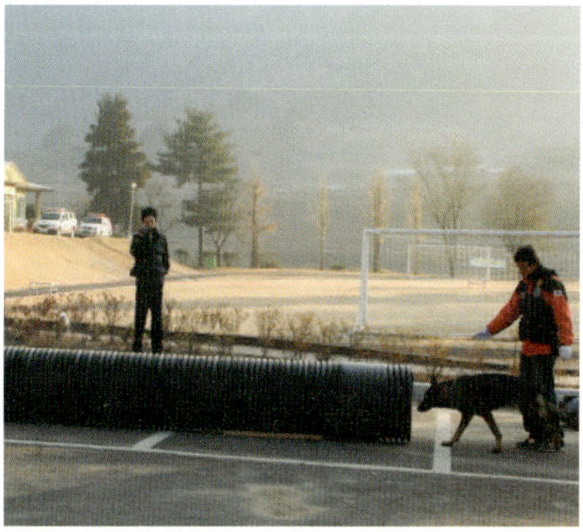

터널

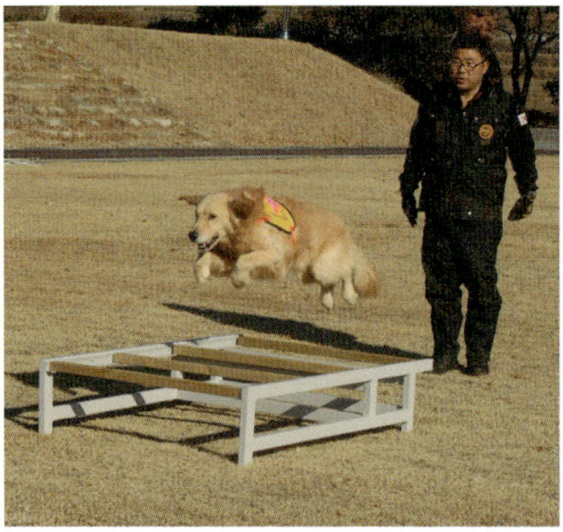

멀리뛰기(폭비)

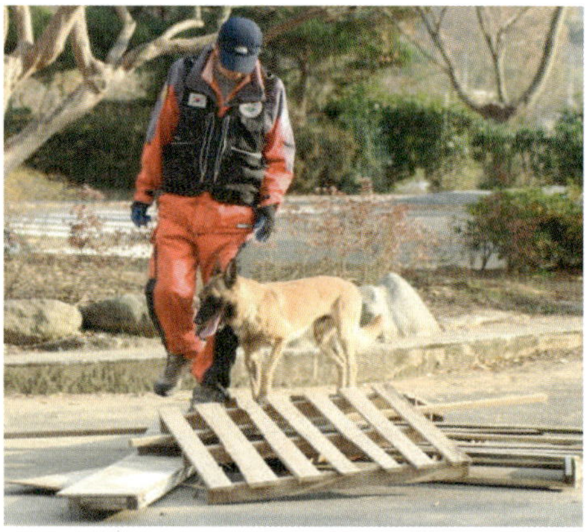

불안정 지면

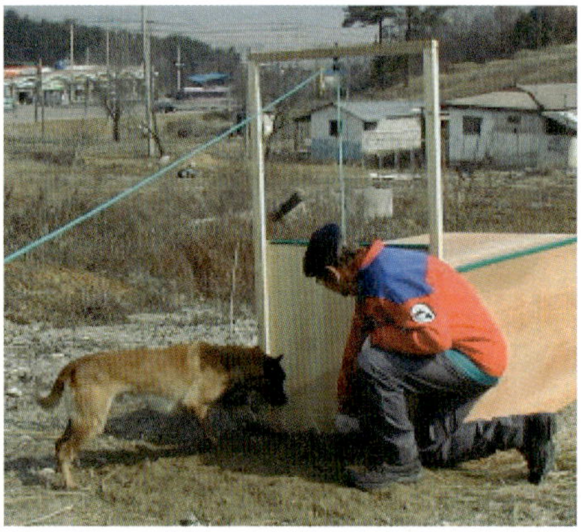

훈련 중인 견이 통보박스 앞을 파헤치고 있다.

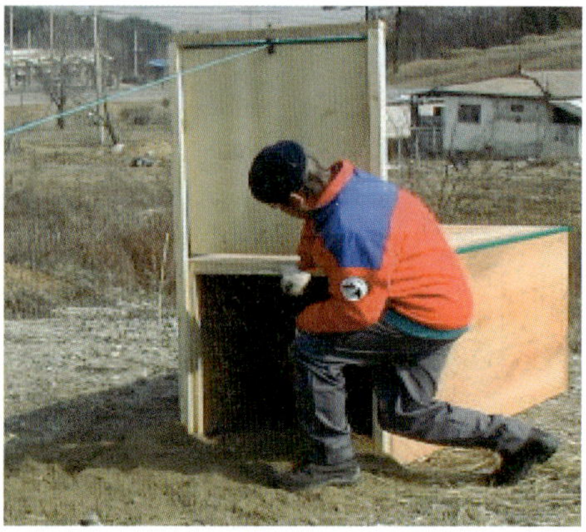

통보박스 안을 개에게 확인시키고 있다.

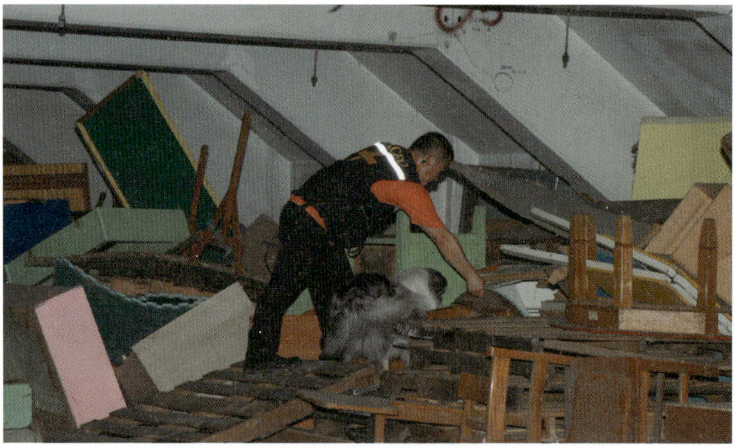

불안정 지면에서 구조견이 수색을 하고 있다.

▎스위스 민간 구조팀의 훈련시설▎

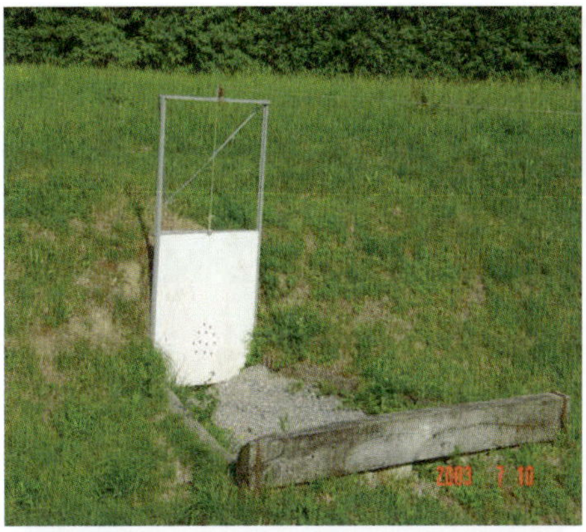

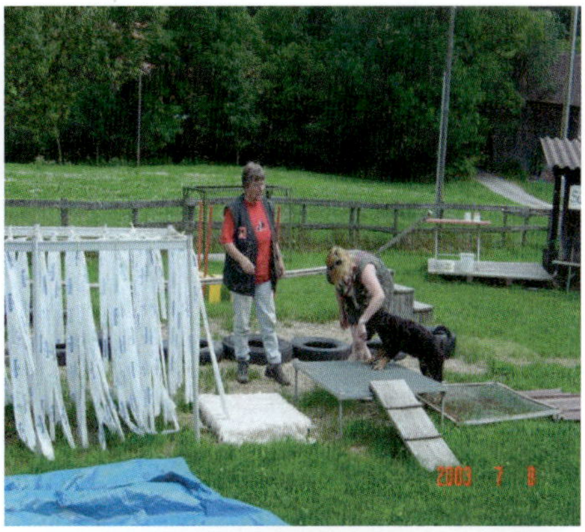

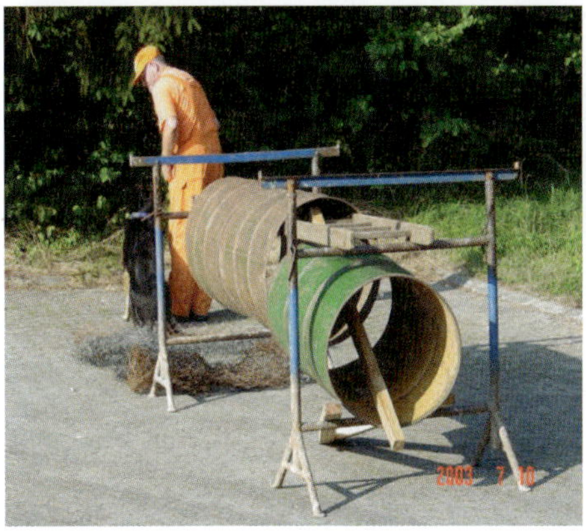

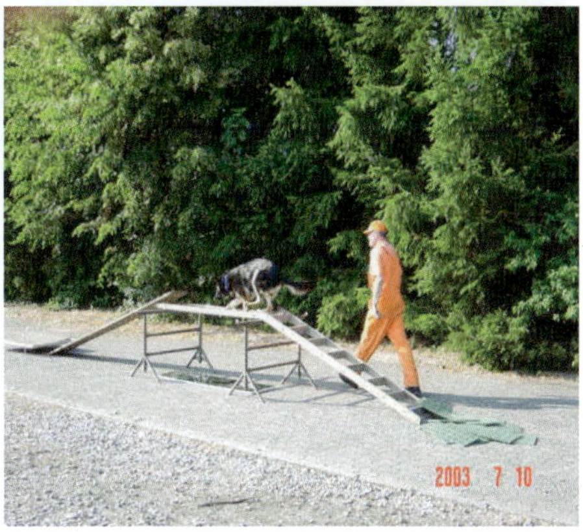

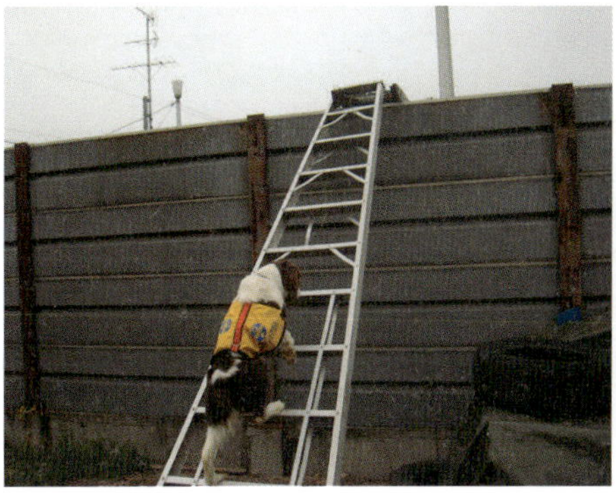

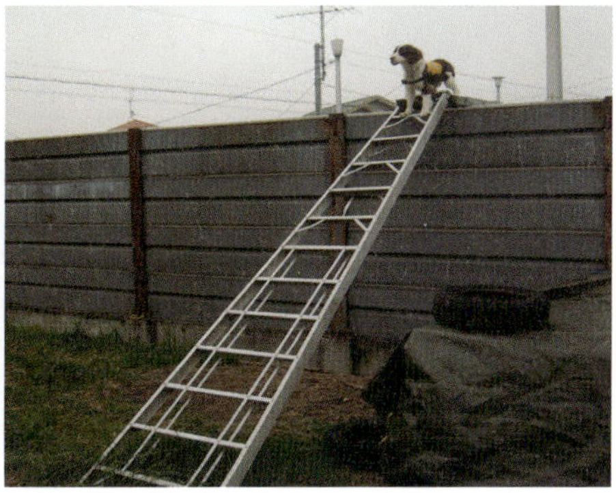

사다리 훈련을 받은 구조견이 장애물을 이용 수색에 임하고 있다

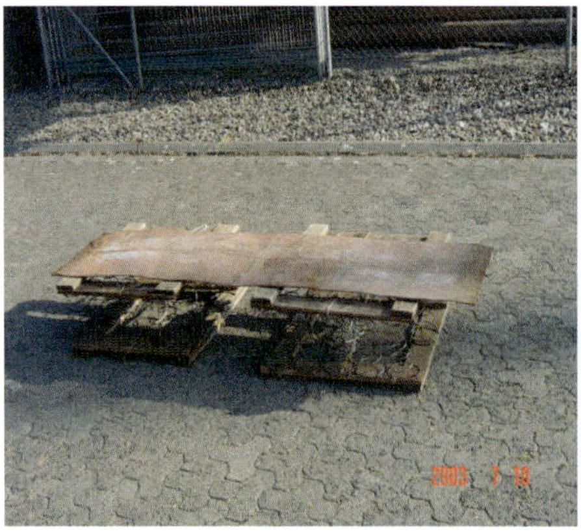

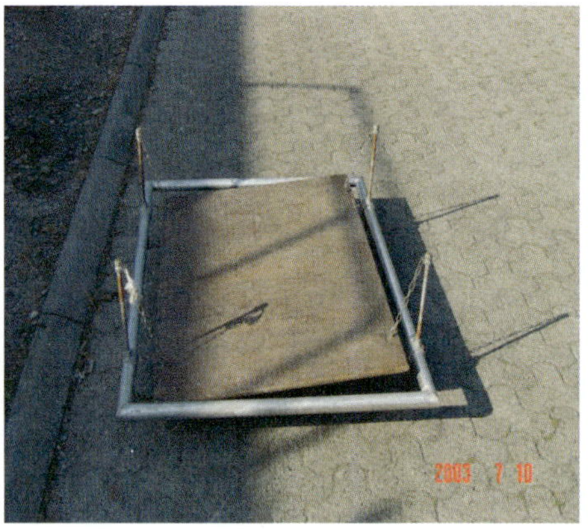

03 구조견 훈련사의 자질

구조견 훈련사는 우선 신체와 정신적으로 활동적이고 부하에 충분히 견뎌낼 수 있는 능력을 갖추고 있어야 한다. 구조견 훈련은 일정 도식에 따라 진행되지 않으며, 핸들러는 항상 새로운 문제들과 난관들에 직면하게 된다. 훈련사가 안정적으로 차분히 행동할수록 구조견은 심리적으로 안정적인 상태를 유지하게 되어 아주 민감한 안테나를 가지고 있는 개는 보다 안정되게 훈련에 집중할 수 있게 된다.

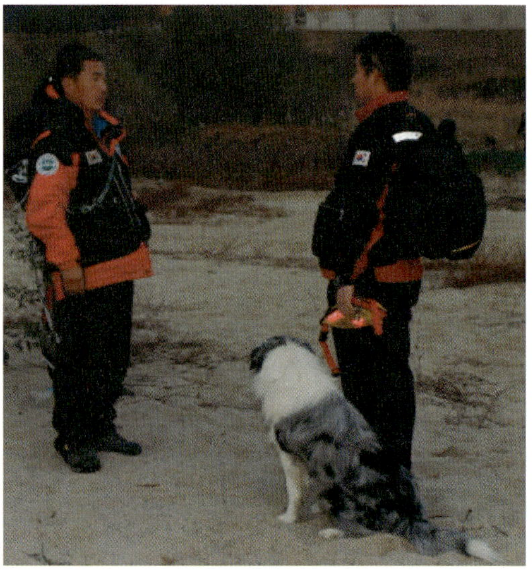

야지 수색 시작 전 팀 리더에게 보고하는 장면

또한 대원들 간에도 협조하는 분위기가 보다 좋아진다. 불안정하고 쉽게 흥분하고 소심한 사람은 인명구조견 훈련사(핸들러)로서 합당하지 않다. 여기에서 중요한 것은 개와의 친화에서 그리고 인간과의 교류에서 상대에 대한 세심한 배려이다. 재난지역의 상황을 고려해서 생존자 발굴 가능성이 0%인 경우에 희생자의 가족 그리고 친지들이 구조견의 작업을 희망에 가득 차서 관찰하고 있다면 훈련사는 어떻게 행동해야 할 것인가? 그들의 질문에 어떻게 대답해야 하는가? 이들의 비통해하는 모습과 절망에 대해 어떻게 대처해야 하는가? 조용하고 숙고된 작업을 통해서만 성공을 기대할 수 있으며, 상대방에 대한 세심한 배려만이 이러한 난감한 상황을 극복하게 해준다. 훈련사는 현장투입 때마다 이러한 상황들에 직면하게 되며 또한 이에 합당하게 대처해야 한다.

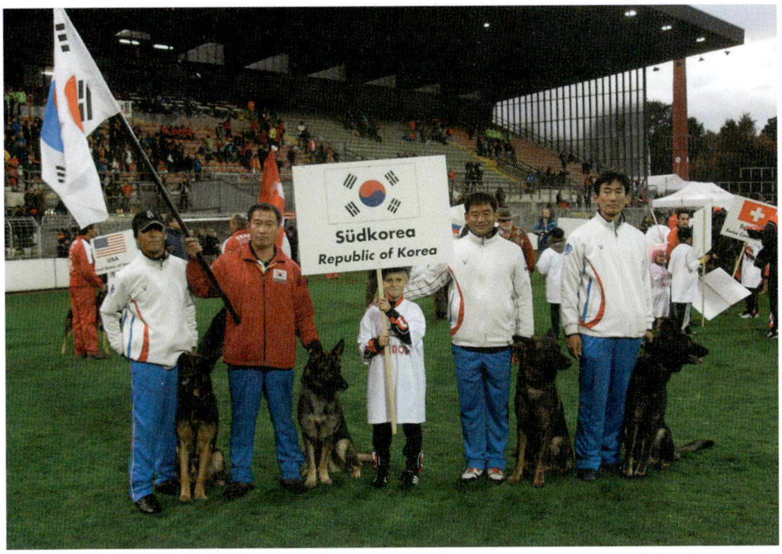

2009년 독일 세계훈련경기대회에 참가한 한국대표단(한국애견협회 제공)

몇 년 전부터 사역견 훈련은 특히 방위견과 추적견을 통해 일종의 도그 스포츠(Dog Sport)로 발전되었으며, 이와 더불어 핸들러의 생각 또한 이에 상응하게 변화되었다. 취미로서 도그 스포츠는 이제 대중화 단계에 접어들기 시작했다. 그렇다면 스포츠와 취미로서 구조견 훈련은 왜 가능하지 않은가라는 의문이 제기된다. 이 질문은 앞에서 언급된 것을 상기해본다면 쉽게 대답할 수 있다. 재난 현장에서 구조견의 지휘 및 조종은 취미 혹은 스포츠 이상의 것이다.

스위스에서 이미 실행되고 있는 것처럼 구조견 훈련은 스포츠를 위한 구조견 훈련과 재난현장투입을 위한 구조견 훈련으로 구분할 수 있다. 스포츠 영역에서 위생견, 눈사태구조견 그리고 재난구조견 테스트 합격견들에 의해 투입인증 구조견 팀들은 보완될 수 있다. 그러나 이 핸들러와 개들은 다시 합목적으로 상응하는 고등훈련을 받아야 하며, 재난현장에서 투입능력에 대해 검증되어야 한다. 다음에서는 우선적으로 현장투입 구조견에 대해서만 거론된다.

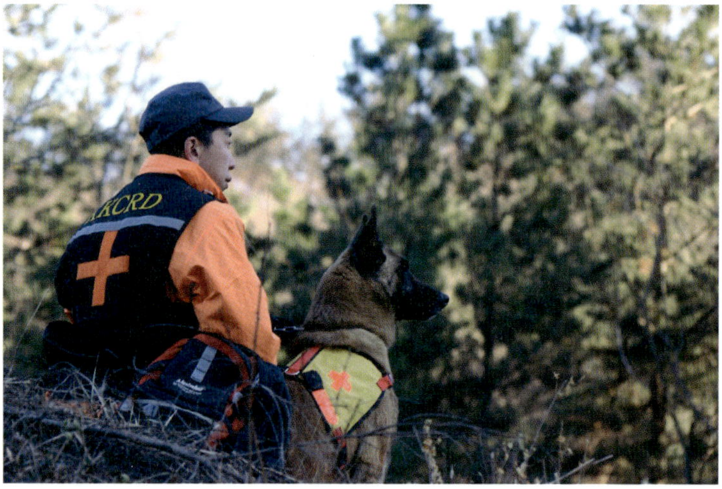

'박순태' 대원과 구조견 '칸'

구조견 작업에서는 어떤 우승컵을 기대할 수 없다. 감사나 혹은 인정조차 없는 경우도 많다. 대규모 재난지역에서는 핸들러가 구조견의 통보 후에 희생자가 발굴될 때까지 통보장소에 머무를 수 없는 경우가 자주 발생한다. 이것이 자신의 구조견의 첫 번째 생존자 통보든 혹은 발굴을 통해 개에게 확인을 해주어야 한다는 핸들러의 확고한 고집이든 상관없이 현장투입에서는 현장지도부의 지시와 명령 그리고 핸들러들의 자율이 중대하다.

그리고 구조가 더 이상 가능하지 않다면? 혹은 폐허 아래에 그 누구도 매몰되어 있지 않다는 것을 알게 된다면? 오후 산책에서 돌아오지 않은 할아버지가 눈 폭풍에 동사 위험에 처해있지 않고 한 동네 건너서 술집에서 친구와 함께 술을 마시고 있다는 것이 확인되었다면? 위험에 빠진 사람에게 도움을 주기 위해 자신의 모든 일을 던져버리고 달려간 핸들러에 대해 누가 생각하고 있을까? 자신의 개와 함께 몇 시간 동안 폭풍우가 몰아치는 겨울밤을 지새우고 수색하는 와중에 어두운 숲 한가운데에서 무전으로 술에 취한 할아버지의 '구조'에 대해 소식을 들었다면? 구조작업에 대한 핸들러의 열정은 분명히 필요하다.

그러나 과도한 공명심이 있어서는 안 되며, 그렇지 않을 경우 혹독한 실망만이 남게 된다. 그러나 투입이 종료될 때마다 가슴속에 깊이 남는 것이 하나 있다. 자신이 할 수 있는 가능한 모든 것을 제공했다는 아름답고 뿌듯한 기분, 이에 대해 혼자서 기뻐할 수 있어야 하는 것이 구조견 핸들러들의 기본 이념이다.

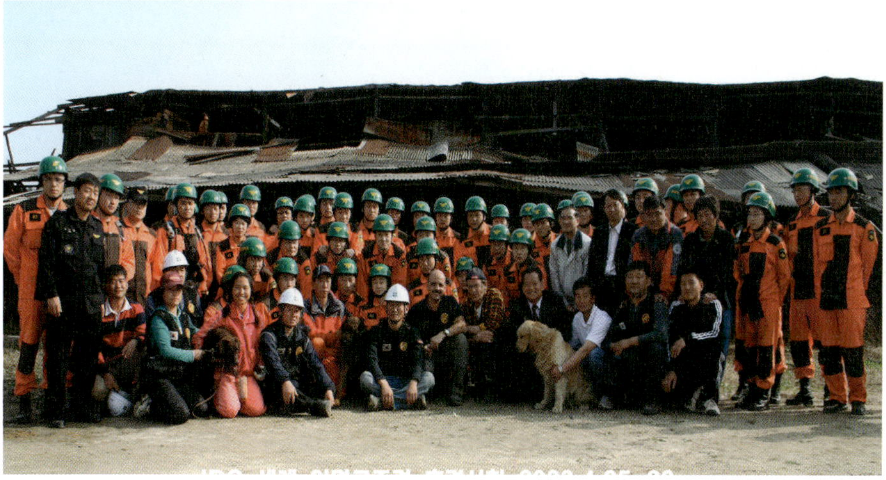

대전광역시 유성에서 붕괴지역 훈련을 마치고, 충청소방학교 교육생들과 기념촬영

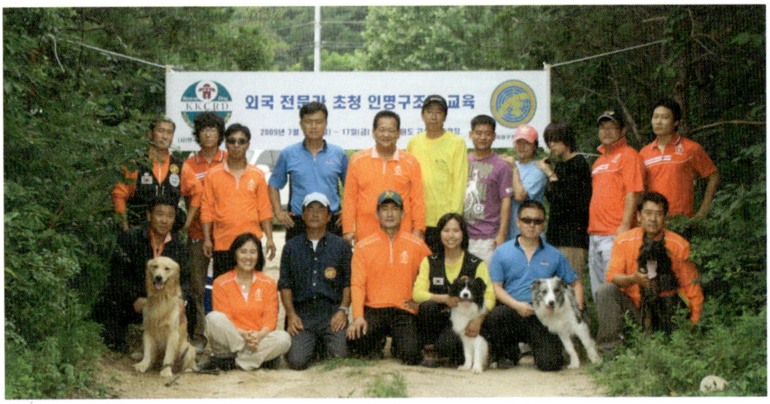

IRO 심사위원 초청 산악인명구조견 교육훈련(강원도 고성군 잼보리장)

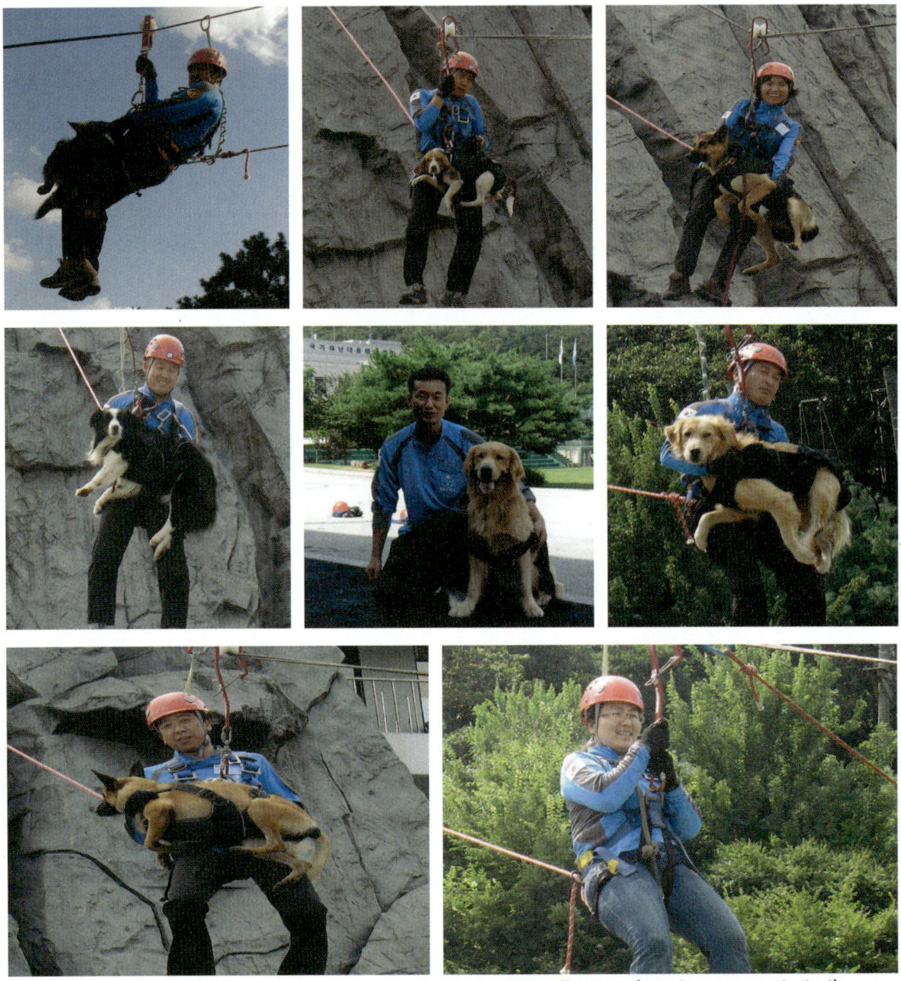

IRO에서 주관한 아시아 MRT 대비 헬기 레펠 훈련 중(중앙119구조대에서),
위 왼쪽부터 박승철, 박윤성, 오은숙, 현광섭, 최성락, 이태원, 박순태, 이상임 대원

04 개의 감각기관

1) 후각 기관

구조견 핸들러가 개의 후각능력과 취기 형성 요인들에 대해 전문적인 지식을 가져야 한다는 것은 불가결하다. 이를 통해 개의 수행능력에 대한 대부분의 잘못된 판단과 훈련 오류를 방지할 수 있다. 그러나 개의 후각 작업 관련 의문들을 인간의 관점에서 분석하는 것을 경계해야 한다. 그리고 특히 개의 후각능력 관련해서 '취기와 취기의 발생'이라는 주제 범위가 학문적으로 지금까지 충분하게 연구되지 않았다는 것을 또한 인식해야 한다. 우리는 여기에서 현존하는 다양한 이론들을 타당성과 수색견 작업에서 획득한 우리의 실무적 경험들과 부합되는 정도에 따라 적용하였다.

모든 감각기관들 중에 후각기관은 가장 일찍, 즉 생후 16일부터 발달된다. 이와 더불어 강아지는 자신의 환경을 인지하기 시작한다. 이때 코가 다른 감각기관들보다 빠르게 기능을 수행하는 것은 놀라운 일이 아니다. 개의 체험 세계는 우선적으로 취기 상에 의해 구축된다. 청각적인 그리고 시각적인 인상들은 시각 동물인 인간보다 중요하게 인지되지 않는다.

인간과 개의 비교는 중간 정도 크기의 개(예를 들어 저먼 셰퍼드)가 인간보다 44배 많은 후각세포(즉 2억 2천만 개의 후각세포)를 가지고 있다는 결론을 도출한다. 그러나 실험들은 개의 후각기관이 인간의 후각기관보다 100배에서 최대 1억 배로 희석된 낙산을 인지할 수 있다는 것을 보여주었다. 사이로터크(Syrotuck)는 새로운 실험을 통해 개의 하부후각력이 인간보다 대략 10배에서 100배 낫다는 것을 주장하였다(개의 능력과 동기에 따라 변화).

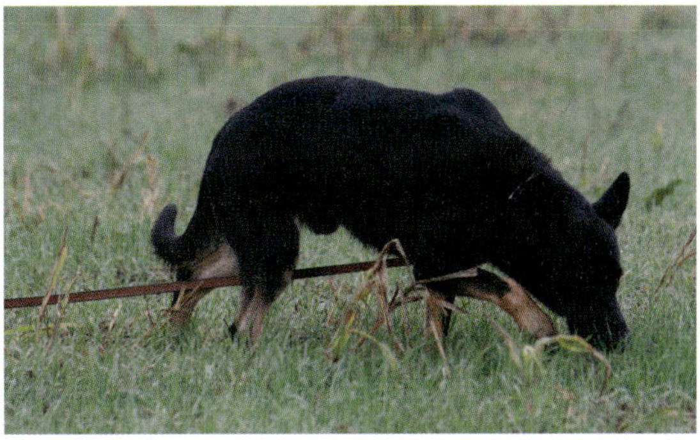

개 후각기관

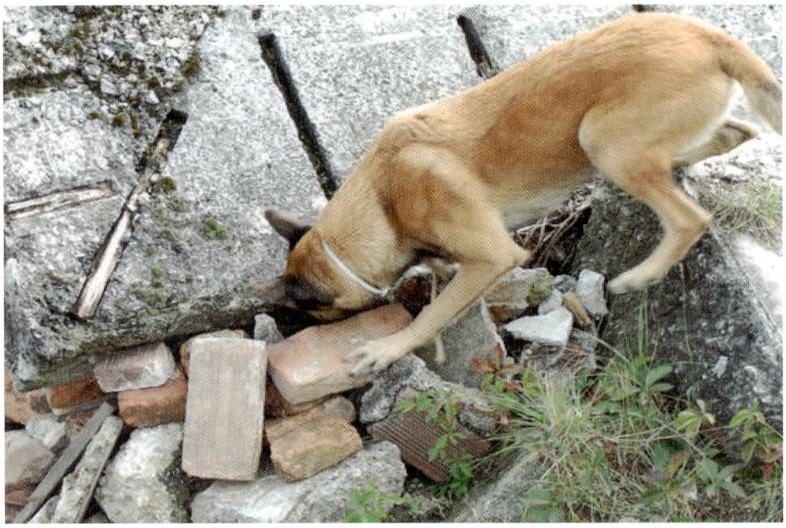

개의 뛰어난 후각은 간혹 우리의 상상의 범위를 벗어난다.

핸들러는 취기물질이 용해된 형태에서만 개의 후각세포에 의해 포착될 수 있다는 것을 알아야 한다. 취기입자(상대적으로 큰 취기입자들 외에 또한 증기 혹은 가스 형태로 된 분자 형태의 취기들도 있다)들을 위한 용해제로서는 개의 후각기관의 점막(후각세포들이 소재하는)에서 생산되는 액이 기여한다. 그러나 이 액이 건조되면 후각능력은 상당히 저하된다. 무덥고 건조하고 먼지가 많은 대기 중에서 수색작업을 할 경우에는 후각기관의 상태를 코 거울로 검사하고 최소한 코 거울과 주둥이를 물로 습윤 시켜주는 것이 권장된다(개는 증발하는 수분을 흡입한다). 그리고 치아의 감염이 개의 후각능력을 상당하게 침해할 수 있다는 것에 주의한다.

① 사이로터크(Syrotuck)는 코가 짧은 개들이 때때로 너무 협소한 비강으로 인해 호흡곤란을 가질 수 있다고 주장했다. 코가 짧은 개들이 특히 날씨가 무더울 때 호흡곤란으로 인한 컨디션 결함이 나타날 수 있다는 것은 사실이다. 그러나 코의 기능이 다른 견종에 비해 짧은 구문으로 인해 일반적으로 침해될 수 있는지(예를 들어 보다 적은 후각세포들로 인해) 혹은 냄새입자들의 운반체로서 공기 흐름의 제한으로 인해 보다 작은 취기입자만이 후각세포들에 도달할 수밖에 없는 것인지는

학문적으로 증명되지 않았다. 그래서 우리의 경험으로는 사이로터크의 주장은 타당하지 않은 것처럼 보이며, 이는 추적견으로서 그리고 구조견으로서 아주 훌륭하게 사역하고 있는 많은 복서들을 우리는 알고 있기 때문이다.

② 후각능력이 입술 부위 색소의 현존과 실질적으로 밀접한 관계가 있으며, 이에 따라 백변종(Albino) 그리고 특정 백색견과 밝은 색상의 개들의 후각능력이 부분적으로 혹은 거의 완전하게 약화되어 있다고 사이로터크는 주장하고 있지만 우리는 이를 증명된 것으로 간주하지 않는다.

③ 후각세포의 수와 이와 결부된 후각능력이 어느 정도 개의 신체 크기에 의해 좌우되는지에 대한 의문도 우리의 시각으로는 아직 해명되지 않았다고 생각한다.

(1) 후각능력에 영향을 미치는 요인들

① 유전형질: 해부학적이고 생리학적인 요인들 그리고 또한 잠재적인 본능과 소질, 의욕 충동들이 모든 후각수행능력을 위한 기반이다. 오랫동안 시각 사냥견으로 번식된 시각 하운드들은 주로 후각을 사용하는 사냥개들처럼 월등한 후각능력을 지니고 있지 않다는 것은 이미 일상적으로 잘 알려져 있다.

② 지능: 코로 들어온 취기입자들은 자극을 유발하며, 신경세포들은 이 자극들을 신호로서 후각을 통해 뇌(개 뇌의 1/8을 점유)로 전달한다. 뇌에서 비로소 취기들이 인식되고 평가되고 기억 속에 저장된다.

③ 훈련과 연습: 훈련의 종류와 정기적인 연습을 통해 기억능력과 개의 후각기관의 구별능력은 상당 정도 증대될 수 있다.

(2) 구조견과 현장 작업을 위한 일반 원칙

일정 범위의 공간에는 여러 취기가 서로 혼합되어 있으며, 여기에서 특정 취기를 탐지해낼 수 있는 능력을 개는 가지고 있다. 이러한 선별 능력은 세심하게 트레이닝 되어야 하며, 이를 위한 특별한 필요조건들의 충족이 재난구조견들에게 요구된다. 특히 붕괴된 주거 영역은 다수의 취기들로 가득 차 있으며, 개는 여기에서 인간의 체취를 구분해서 탐지해야 한다.

핸들러는 몇 소수의 화학물질들이 개의 후각세포들의 상당 부분을 마비시킬 수 있다는 것을 분명히 인지하고 있어야 한다. 경량의 휘발성 물질(예 벤젠, 향수 등)들은 비공을 포화상태로 만들며, 이와 더불어 개는 몇 분 동안 미세취기들의 선별에 큰 어려움을 가질 수 있다. 상기 경우들에서는 개의 투입이 과연 의미 있는 행동인지 심각하게 고려해 보아야 한다(예 폭발에 의해 화학물질들이 방출되었을 경우).

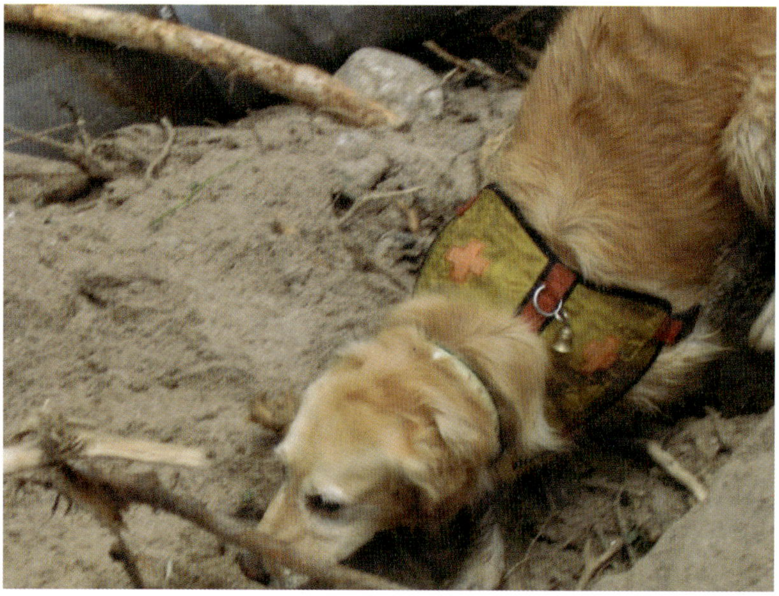

수해로 인한 매몰지에서 탐색중인 구조견 '도로시'

사고현장에는 또한 비상전력수급을 위해 벤젠으로 가동되는 발전기가 설치되어 있을 수 있다. 발전기의 배기가스가 개의 후각기관에 어떤 영향을 미칠 수 있는지를 염두에 두어야 한다. 그리고 개가 작동중인 발굴 장비 혹은 모터에 근접해서 작업을 해야만 할 경우 상기와 동일한 것이 적용된다. 이들의 배기가스 또한 개의 후각능력을 저하시킬 수 있다(쥐의 후각능력을 완전하게 파괴하는 물질이 있다는 것이 연구를 통해 밝혀졌다. 개 관련해서는 아직 연구보고서가 제출되어 있지 않다).

후각능력은 강력하고 낯선 취기들에 의해 장애가 발생할 수 있다. 그래서 구조견훈련에서는 가능한 많은 장애취기들을 접해보도록 해야 한다. 취기들은 강한 감정반응을 유발할 수 있다. 구조견작업을 위해서는 인간 체취의 탐지가 개에게 긍정적인 더 나아가서 기쁨을 유발하는 체험이 될 수 있도록 해야 한다. 이는 어려운 상황에서도 수색에 대한 동기를 부여해주기 때문이다.

동일한 종류의 다량의 취기입자들이 대기 중에 포화상태로 있을 수 있다. 구조견과의 작업을 위해서는 예를 들어, 재난 지역 수색에서 많은 사람들이 근접해 있을수록 폐허에서 상승하는 인간 체취의 위치파악이 보다 어려워진다는 것을 의미한다. 구조견을 위한 선의의 도움이 개에게 혼란을 야기할 수 있으며, 희생자의 냄새를 '다르게' 맡을 수 있다.

온화한 주변 환경에서 온기가 있는 신체는 냉각된 주변 환경보다 상대적으로 많은 취기를 발산한다. 냉각된 신체는 온기가 있는 신체보다 취기를 적게 방출한다. 그래서 냉각된 주변 환경에서 냉각된 신체는 발견하기가 어렵다. 온도가 얼마나 구조견의 수색작업을 경감시킬 수 있으며 혹은 가중시킬 수 있는지를 우리는 여기에서 알 수 있다.

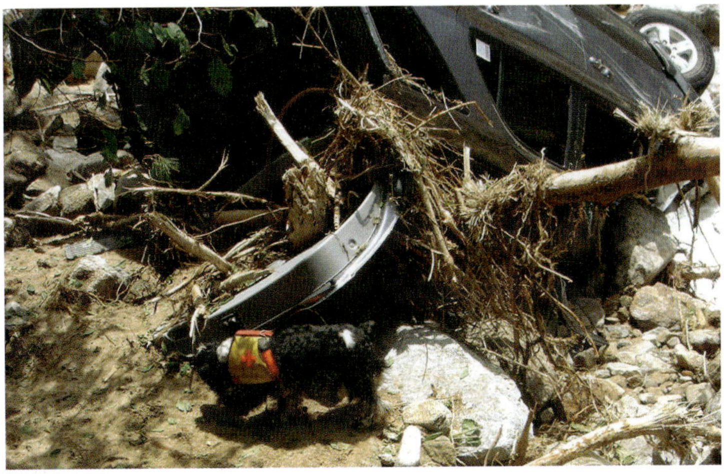

수난지역에서 실종자 취기를 찾고 있는 구조견 코커 스패니얼 '버리'

인간의 눈으로는 자주 다른 것과 특별하게 구별이 되지 않는 다공성 물질들은 취기입자 그리고 가스와 증기를 오랜 시간 동안 결속하거나 포획하는 특징을 가진다. 그래서 인간의 생각으로는 결코 희생자가 있을 수 없는 장소에서 개가 취기를 통보하는 것이 가능하다. 이는 어떤 구조견 핸들러에게도 한 번은 발생했을 것이다. 즉 개가 훈련 중에 '실종자'가 은폐되어 있지 않은 장소에서 통보하는 것을 경험했을 것이다. 이때 많은 훈련사나 핸들러들이 자신의 개를 '멍청한' 개라고 타박하곤 한다. 그러나 나중에 개가 통보한 장소에 이전에 얼마 동안 '실종자'가 체류했다는 것을 알게 된다. 다공질의 주변 환경이 잠시 체류했던 실종자의 취기 입자를 흡수해 버린 것이다. 즉 인간의 취기 상을 개가 인지한 것이다.

마찬가지로 현장 투입에서도 희생자가 이미 발굴된 장소에서 구조견이 통보를 하는 경우가 발생할 수 있다. 이런 상황에서는 개의 오통보에 대해 처벌하는 것을 핸들러는 경계해야 한다. 핸들러는 개에게 짧게, 높은 음정으로 칭찬하지 않으면서 확인해주고 수색을 위해 다시 투입한다.

(3) 인간 체취의 생성

인간 체취의 원천은 신체내장(예를 들어 호흡을 통해) 그리고 신체표피(피부)이다. 많은 상이한 요인들이 취기생성에 영향을 미치며 여기에서는 가장 중요한 것만을 언급한다. 인간의 신체는 다른 생물과 마찬가지로 어느 정도의 시간이 경과하면 사멸하는(1초마다 약 5억 개) 세포들로 이루어져 있다. 이 사멸된 세포들의 대부분은 주변 환경으로 방출된다. 피부세포들은 시각적으로도 관찰이 가능하다(표피박편). 기타 피부분비물(피지) 외에 땀과 같은 분해 산물들은 강한 취기를 담고 있으며, 땀의 성분도 또한 개별적으로 상이하다. 분뇨와 같은 배설물들은 고유의 독자적인 취기를 가진다. 인간의 피부는 박테리아, 진균류 그리고 기생충과 같은 피부 거주자들을 위한 집합장소이기도 하다. 특히 피부에서 박테리아 증식은 다양한 화학물질들을 피부에 공급해주는 화장을 통해 영향을 받기도 한다.

인간 체취의 발생을 본질적으로 이해하기 위해서는 피부 상의 박테리아들을 보다 상세하게 다루어야 한다. 박테리아들은 끊임없이 사멸되는 세포들과 피부 분비물들을 아미노산으로 분해하며, 이 아미노산은 암모니아, 메탄 그리고 황화수소와 같은 물질로 분해된다. 이러한 과정은 부패과정이라고 불리며, 분해 산물들은 증기와 가스의 혼합물로 이루어진 특징적인 취기를 가진다. 박테리아들은 이와 더불어 취기 발생을 위한 필요조건이 된다. 박테리아의 성장과 증식은 공기압, 온도 그리고 습도의 변동과 같은 외부적인 조건들에 의존된다. 그러나 박테리아 성장의 가장 중대한 요소는 온도일 수 있다. 온도가 불변이고 이상적이면 특정 시간 내에 최대의 성장이 가능하며, 이와 더불어 최적의 취기가 형성될 수 있다. 또한 특정 온도 범위 이내에서 온도 변화에서도 동일한 결과가 도출된다.

이러한 인식은 개와의 작업을 위해서 무엇을 의미하는가? 직접적인 취기 원천으로서 인간의 신체를 전제한다면 취기 형성에 특히 이로운 온도 범위가 있다. 심하게 냉각된(동상) 혹은 심하게 가온된(화상) 신체는 이에 따르면 보다 적은 취기를 방출한다(탄화된 사체들에서 신체박테리아들은 열작용에 의해 사멸된다. 그러나 이 사체는 지표면의 박테리아에 의해 분해과정이 이루어지며, 이와 더불어 부패냄새가 발생하게 된다). 인간 도우미들과의 훈련이 대부분 정상적 온도 범위 내에서 실행되기 때문에 상기 서술된 조건들에서 현장 투입 경우에는 개의 약화된 혹은 예상치 못한 다른 형태의 반응을 예상할 수 있다. 취기 형성에서 시간 요인은 특히 추적 작업에서 중대한 역할을 수행하며, 이에 대해서는 차후에 설명한다.

인간 체취의 개별성은 인간 육체의 유전 특성이 환경 영향에 의해 다시 세분화된다는 것을 참작해 본다면 놀라운 일은 아니다. 구조견 핸들러는 종족적 특성 외에 영양섭취 방식이 조건 되는 상이성이 인간의 개별적 취기에 영향을 미친다는 것을 알아야 한다.

예를 들어 한선(땀샘)의 크기, 분배 그리고 기능은 종족에 따라 상이하다. 흑인종은 황인종과는 다른 분비물을 분비하는 한선을 보다 많이 가지고 있다. 생활환경, 관습 특히 영양섭취 방식은 근본적으로 취기 형성에 기여한다. 인간의 코로도 충분히 감지할 수 있는 마늘은 단지 하나의 극단적인 경우에 속한다. 다양한 신체관리 보조제의 사용, 의복을 위해 사용되는 자재, 주거형태 그리고 기타 많은 것들이 문화와 관련된 요인들이라고 할 수 있다. 세척 등을 위한 물의 가용성은 환경과 관련된 요인들이다. 이러한 요인들은 현장투입에서 개가 이질적인 인간의 체취성분들과 작업해야 할 때면 그 의미를 갖게 된다. 우리의 개들은 그러나 아주 빠르게 상황적응을 할 수 있으며, 이로 다양한 신체관리 보조제의 사용, 의복을 위해 사용되는 자재, 주거형태 그리고 기타 많은 것들이 문화와 관련된 요인들이라고 할 수 있다. 세척 등을 위한 물의 가용성은 환경과 관련된 요인들이다. 이러한 요인들은 현장 투입에서 개가 이질적인 인간의 체취 성분들과 작업해야 할 때 그 의미를 갖게 된다. 그로 인해 심각한 문제들은 발생하지 않는다. 그럼에도 핸들러는 터키 혹은 멕시코 재난 지역에서 희생자들이 문화적으로 근접한 유럽의 희생자들과는 다르게 후각적으로 개가 식별한다는 것을 인지하고 있어야 한다.

(4) 인간 체취의 확산

끊임없이 사멸되는 세포들이 육체로부터 방출된다는 것을 다시 한번 상기해 볼 필요가 있다. 피부세포 단독으로는 약 1분당 40,000개가 사멸되며, 크기가 큰 표피 박편들은 다수의 피부세포들로 구성된다. 모든 이러한 작은 입자(평균적으로 0.014mm 크기이며, 0.07 microgram 무겁다)들에는 박테리아들이 붙어 있다. 피부박편에 기생하는 박테리아 그리고 신체 분비물들은 한 개인의 개별적 체취를 규정한다. 그리고 이를 통해 신체 전체를 에워싸는 체취막이 형성된다. 방출된 박편 주위의 체취막은 영양소와 수분이 제공되는 동안에는, 혹은 다르게 표현해서 박테리아가 무엇인가 먹을 것이 있는 동안에는 존재한다.

인간의 신체로부터 표피박편은 어떻게 떨어져 나가는가? 오래전부터 추정되어 왔던 것처럼 박편은 어떤 경우든 간단하게 떨어지지 않는다. 오히려 표피박편들은 발에서 시작되어 몸통으로 올라오고 대략 머리 위 40cm 정도에서 종료되는 공기 흐름에 의해 신체에서 이동된다. 공기 흐름의 속도는 약 0.6m/s로 예측하고 있으며, 외부 온도의 하강과 더불어 증가한다. 이 강력한 흐름은 박테리아가 기생하는 피부박편을 신체로부터 떼어내는 운송 도구이다. 의복은 어느 정도 공기가 통과한다면 이러한 흐름을 저하시키지 않는다.

우리는 이제 신체에서 방출된 사멸된 세포와 이를 둘러싸고 있는 체취막을 취기 확산의 한 요인으로서 가지게 되었다. 이러한 피부박편에 의해 상황에 따라서는 아주 오랫동안 개별적인 인간의 체취가 잔류하게 된다. 신체는 그러나 방출된 세포를 통한 방법뿐만 아니라 또한 직접적으로 취기를 방출한다. 피부 분비물과 땀의 분해 산물들을 상기해보라. 신체표피에서 박테리아 작업을 통해 증기와 가스가 생성되며, 개별적인 체취가 주위 환경으로 확산되는 것을 전제할 수 있다. 이러한 가스와 신체유지들이 완전하게 물로 채워져 있는 인간의 육체가 대기 중으로 취기를 방출할 수 있게 하는 요인들이다. 가스는 물보다 가벼우며, 마찬가지로 수면으로 상승한다. 수면에서 이들은 개에 의해 인간의 체취로서 확인되는 것이다. 사멸된 피부세포, 표피 편막 들이 수면에 도달해서 수상 수색견에 의해 통보되는 것은 다음에서 상세하게 거론된다.

(5) 대기 중에서 취기분산에 대한 기압의 영향

① 공기흐름

취기를 내포하고 있는 입자들은 아주 작다. 그래서 이러한 입자들이 아주 경미한 공기흐름에 의해 날아서 흩어질 수 있다는 것을 구조견 핸들러는 인지하고 있어야 한다. 취기입자들의 농축 지면과 대기층 사이에는 온도의 상이성이 대부분 경우에 존재한다. 이 경우에 상이한 온도를 가진 2개의 대기층이 상호 간에 맞부딪힐 경우에 인간의 육체가 발산하는 취기입자들의 농도에 영향을 미치는 소용돌이가 발생한다. 이때 소용돌이 내부에 취기입자들은 '사로잡히게' 된다. 경미한 공기순환이 이루어지는 영역에서는 이에 반해 취기의 확산보다 빈약하다. 취기를 내포하고 있는 공기 흐름이 구덩이(혹은 패인 곳)가 있는 경사지를 지나서 산 아래로 향한다면 이 구덩이(혹은 패인 곳)들에는 취기 입자들이 농축되어 있을 수 있다. 야지에서 실종자 수색에서 주의해야 할 사실이다.

② 온도

온도와 관련한 모든 공기 이동의 원칙, 온난한 공기는 상승한다. 그밖에 지반은 대기에서 보다 아주 완만하게 온도 변화에 적응할 수 있다는 것을 참작해야 한다. 이는 공기흐름의 예견을 위해 중요하다. 산악지역에서는 근본적으로 다음의 관계들이 지배적이다.

- 오전: 태양은 계곡보다 산 정상을 보다 일찍 가열시킨다. 이로 인해 산 정상의 따뜻해진 공기는 상승하며, 산 아래에 위치한 보다 서늘한 공기들은 상승 작용으로 인해 상승 온난 기류가 발생하게 되며, 전체 공기는 산 정상 방향으로 이동하게 된다. 즉 계곡바람이 발생한다.
- 정오: 이 시각에는 또한 계곡도 가열된다. 상승온난기류는 중지된다.
- 오후: 고지에서 대기 상층부는 가장 먼저 냉각되며, 고지 아래 방향으로 공기의 흐름이 발생한다. 이는 공기 흐름의 예견을 위해 중요하다. 산악지역에서는 근본적으로 다음의 관계들이 지배적이다. 이 하강 작용을 통해 산바람이 발생한다.
- 야간: 냉각된 공기가 계속해서 산 아래 방향으로 이동한다. 일반적으로 한랭한 공기는 온난한 공기보다 완만하게 이동하며, 또한 쉽게 소용돌이가 발생하지 않는다.

  재난 지역 수색에서도 또한 시간을 참작해야 한다. 오전에는 취기가 상승하는 경향이 있으며, 저녁에는 하강하는 경향이 있다. 이러한 배경과 함께 부가적인 요인으로서 풍향과 온도 관계를 유의해야 한다.

③ 역풍

일반적인 방향에 역류하는 바람은 온도 차에 의해 발생한다. 예를 들어, 한 희생자가 산악지역에서 오후에(산바람) 수목으로 덮여있지 않은 벌거벗은 절벽 위에 위치하고 있다고 가정해보자. 여기에서 사람들은 개가 절벽의 아랫부분을 수색하는 동안에 산바람에 의해 인간의 체취를 파악할 것이라고 예상한다. 그러나 실제로는 태양열에 의한 가열로 인해 절벽에서는 주위 환경보다 높은 온도가 생성된다. 이러한 온도 차에 의해 발생한 역풍은 희생자의 체취를 위로 이동시킨다. 구조견이 절벽의 아랫부분에서 통보하지 않은 것은 결코 오류가 아닌 것이다. 역풍은 또한 재난 지역에서도 발생할 수 있다. 어두운 색상의 재난 지역은 열을 저장하며 이와 더불어 가열된다. 밝은 재난 지역은 이보다는 적게 열을 수용한다. 이로 인해 주위 환경과 비교해서 온도 차가 발생하며, 역류와 소용돌이를 유발한다.

(6) 지면에 생성된 자취

여기에서 개의 추적에 대해서 상세하게 언급하지는 않는다 하더라도 지면에 남아 있는 족적 추적의 근본적인 요인들을 파악하는 것은 중요하다. 야지에서 실종자의 소재 파악을 위한 아주 구체적인 증거물들에서 지면에 남겨진 족적은 상당히 중대한 의미를 가지며, 이에 대한 추적을 통해 성과를 달성할 수 있다. 중요한 것은 항상 희생자를 조기에 발견하는 것이다. 족적에 의해 남겨지는 지면의 자취는 다양한 취기성분들로 구성된다.

① 손상된 식물: 실종자의 발의 디딤을 통해 지면에 분포되어 있는 식물은 손상되며, 식물 즙액이 배출된다. 이 식물 즙액의 취기는 빠르게 확산되며 오래 지속된다. 인간 체취의 발생에서와 마찬가지로 여기에서도 박테리아, 즉 토양 미생물이 중대한 역할을 수행한다. 이들은 사멸된 식물세포들을 먹으며, 방출된 식물 즙액을 분해한다. 식물들이 무성할수록 이 취기 성분은 집중적이다.

② 인간의 체취: 취기 막으로 에워싸여 있는 피부 박편들이 지표면에 떨어지게 되면, 지면 자취에 속하게 된다. 여기에서 취기를 형성하는 박테리아들이 작용한다. 인간의 체취는 토양 취기 혹은 식물 취기들과 중첩될 수 있다.

③ 기타: 지표면에서 자취의 생성에는 신발에 의한 마모물이 지표면에 점착되는 것을 통해 영향을 줄 수 있다(예 신발 밑창의 가죽).

상기에서 이미 언급된 것처럼 피부 박편들은 경미한 공기 이동에서도 멀리 운반될 수 있다. 그래서 인간 체취는 항상 지표면에 남겨진 족적의 자취와 일치하지 않는 일이 발생된다. 취기 성분들의 세기 정도는 시간, 기상 그리고 토양에 의존되는 변동을 가진다. 또한 취기 성분들은 모두가 동일한 시간에 동일한 세기 정도를 가지지 않는다. 다음 요인들이 일반적으로 박테리아 성장에 지대한 영향을 미친다.

- 온도(최적의 박테리아 성장을 위한 온도 범위가 있음)
- 습도(박테리아 활동을 위해 절대적으로 요구됨)
- 태양광(박테리아들을 사멸시킬 수 있음)

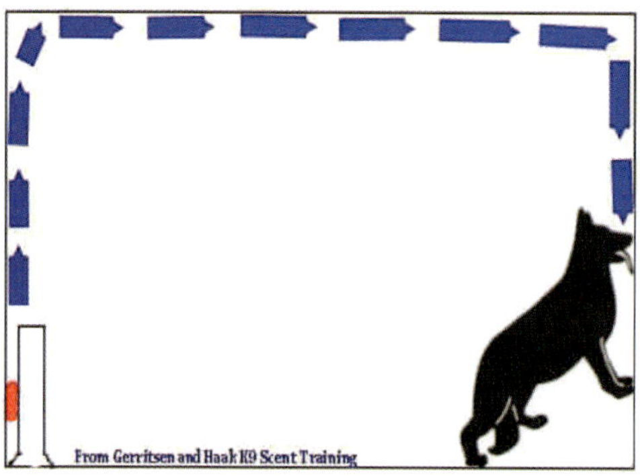

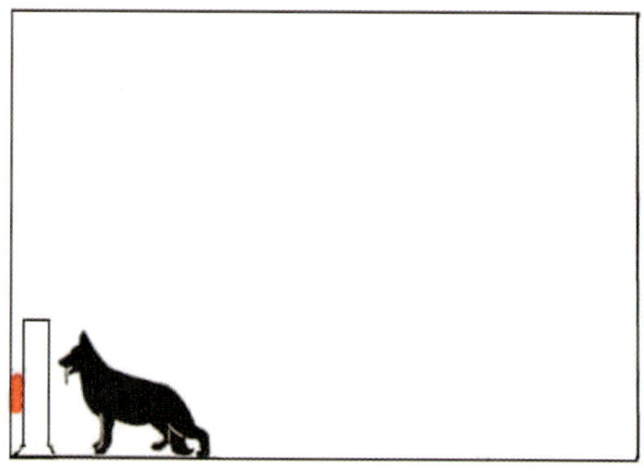

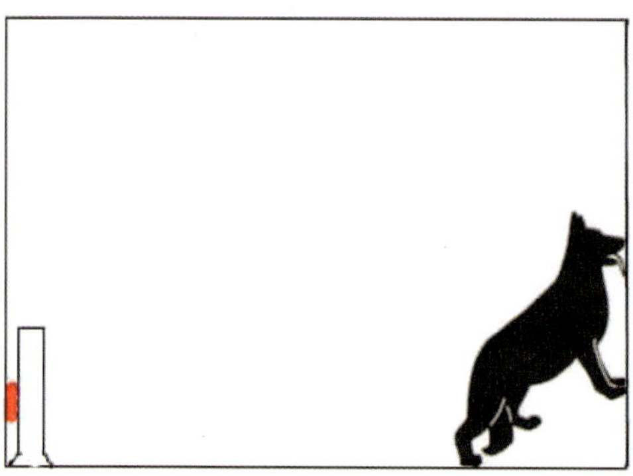

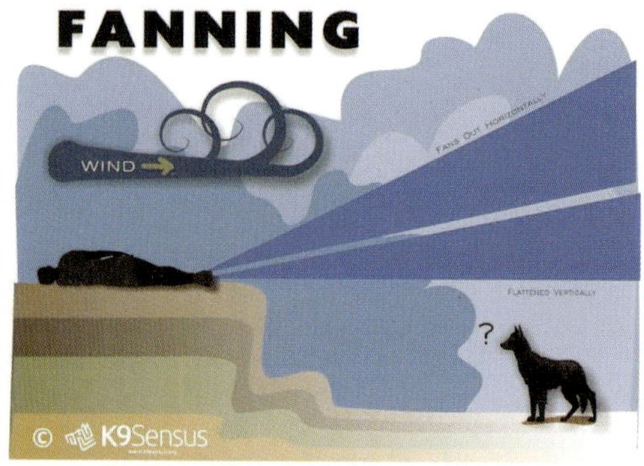

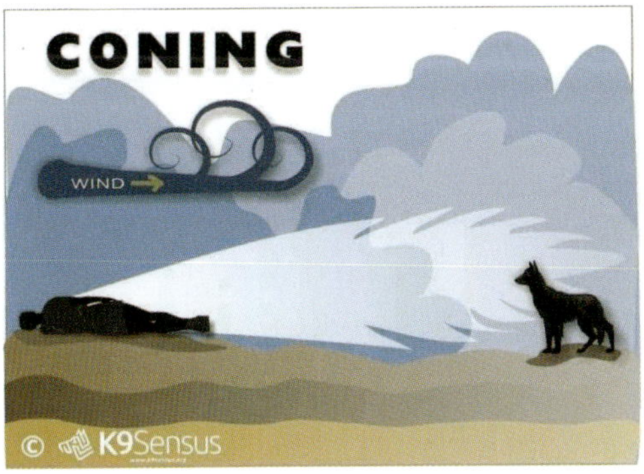
CONING
WIND
© K9Sensus

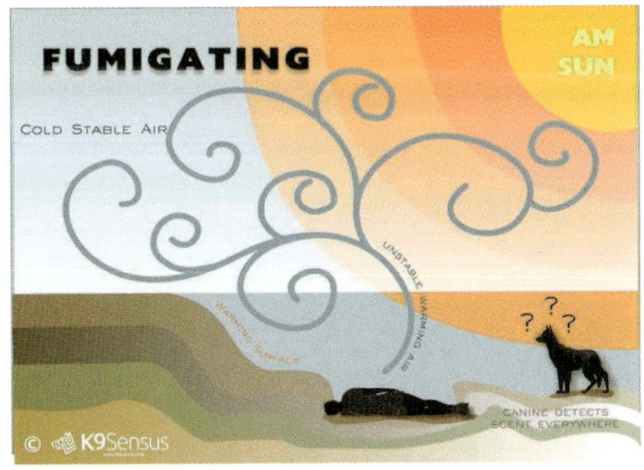
FUMIGATING
AM SUN
COLD STABLE AIR
UNSTABLE WARMING AIR
WARMING SURFACE
? ? ?
CANINE DETECTS SCENT EVERYWHERE
© K9Sensus

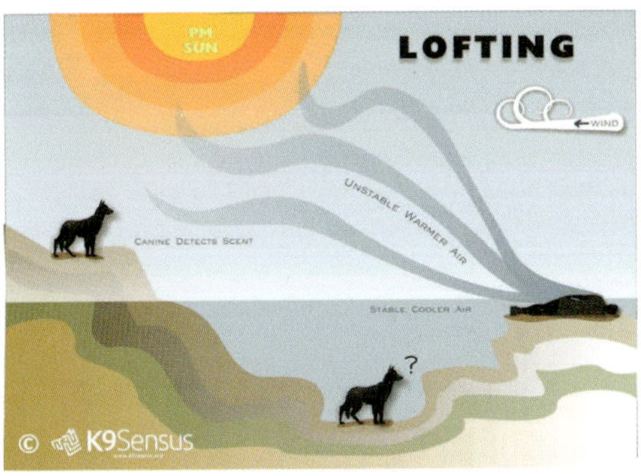
PM SUN
LOFTING
WIND
UNSTABLE WARMER AIR
CANINE DETECTS SCENT
STABLE COOLER AIR
?
© K9Sensus

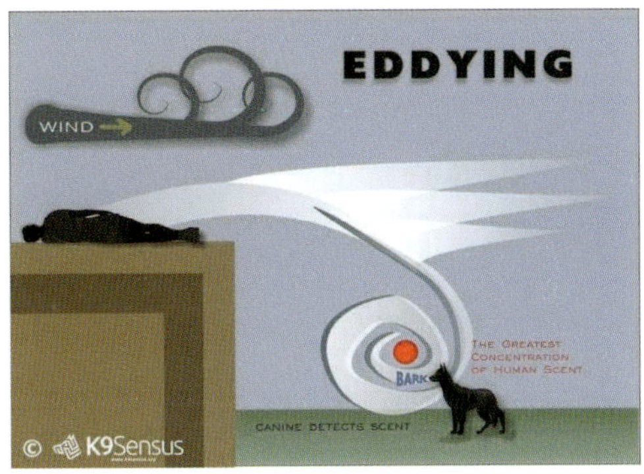
EDDYING
WIND
THE GREATEST CONCENTRATION OF HUMAN SCENT
BARK
CANINE DETECTS SCENT
© K9Sensus

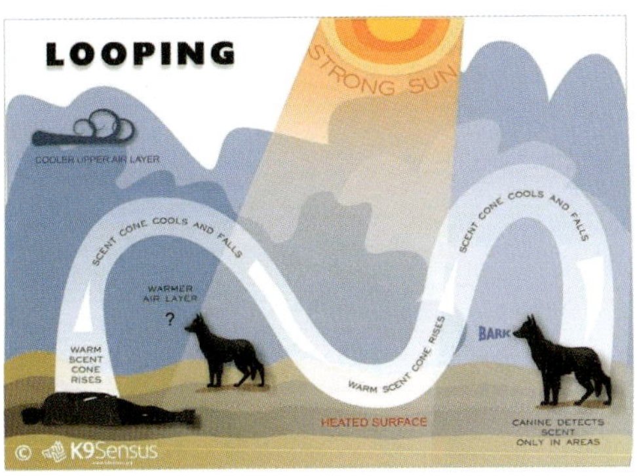
LOOPING
STRONG SUN
COOLER UPPER AIR LAYER
SCENT CONE COOLS AND FALLS
WARMER AIR LAYER
?
SCENT CONE COOLS AND FALLS
WARM SCENT CONE RISES
WARM SCENT CONE RISES
BARK
HEATED SURFACE
CANINE DETECTS SCENT ONLY IN AREAS
© K9Sensus

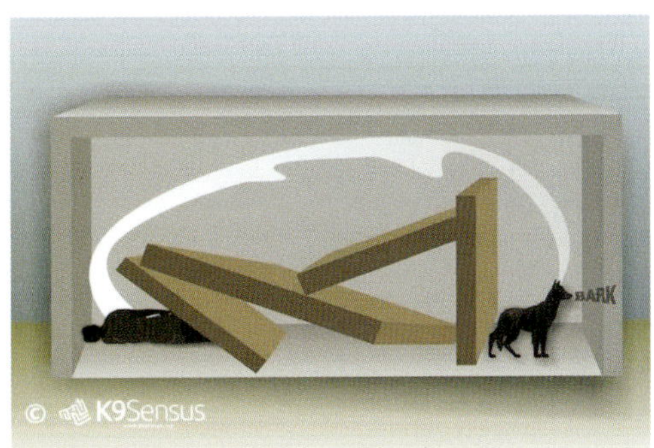
BARK
© K9Sensus

CHAPTER

03

구조견의 훈련

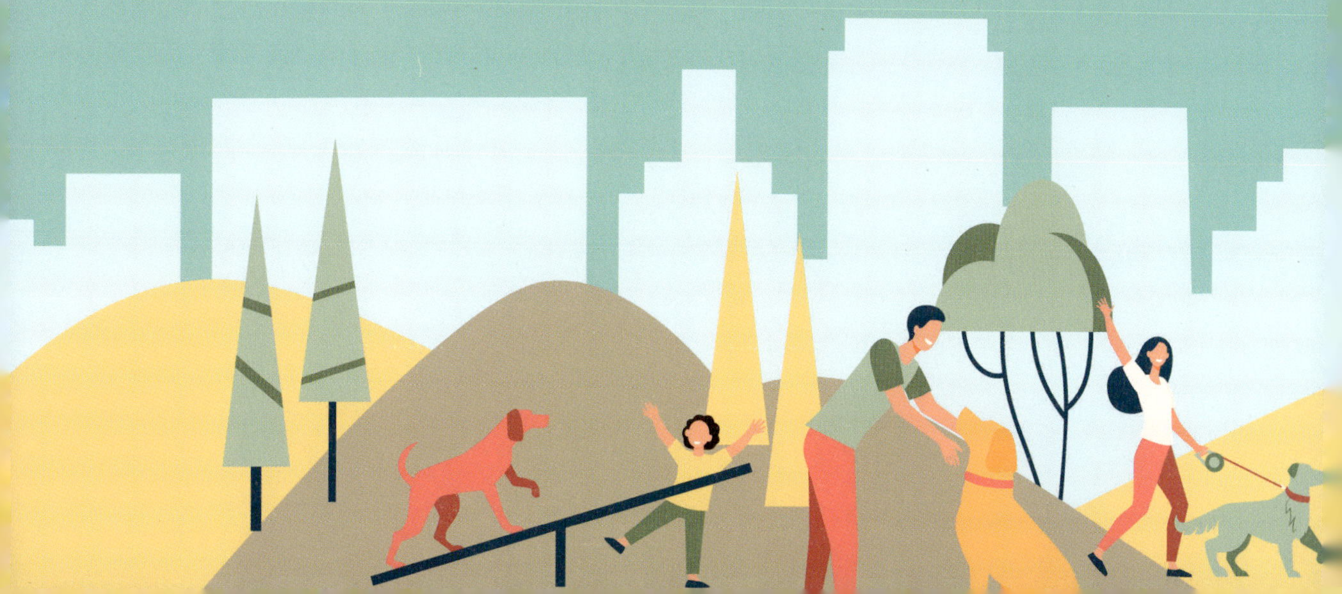

CHAPTER

03 구조견의 훈련

01 소질 개발

1) 어린 개와의 놀이와 구조견 훈련을 위한 놀이의 중대성

어린 개의 성장에서 놀이는 아주 중대한 의미를 가진다. 운동 욕구가 놀이를 통해 자연스럽게 진정되고 신체가 단련될 뿐만 아니라 정신적인 성숙을 촉진한다. 천성적인 행동 방식은 정상적으로 발휘되며, 이를 통해 정체된 충동은 해소된다(헝겊 조각을 물고 뜯고 잡아당기면서 노획 충동이 진정된다). 개의 정신적 상태는 충동의 정체가 지속적으로 유지될 경우 심각한 장애가 발생할 수 있다. 이와 더불어 놀이는 정체를 해소해 주면서 인격 형성의 기반이 된다. 인간을 위해서는 개의 사회적 접촉을 보다 심화시킬 수 있는 가능성이 제공된다. 일반적으로 놀이에는 진지함이 아직 결여되어 있지만, 그럼에도 놀이 속에는 미래의 삶의 현실에 대한 준비가 있다.

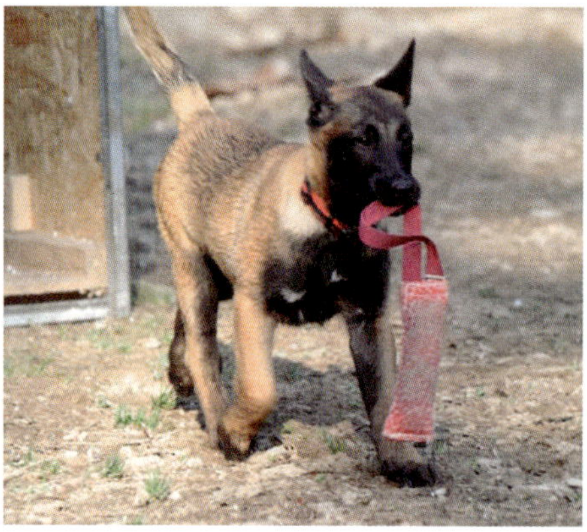
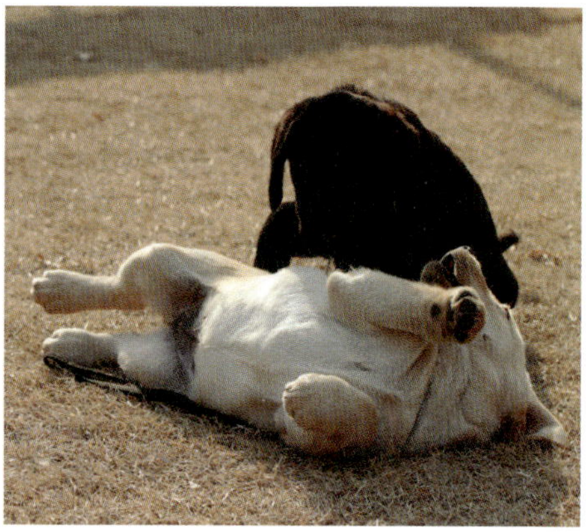

사람과의 놀이가 동종의 무리보다 우선되어야 한다.

강아지들은 놀이에서 어린 아이들처럼 행동한다. 어떤 것도 이들의 관심을 오래 끌지 않으며, 항상 계속해서 새로운 것을 시험해보고 알아보려고 한다. 시간이 흐르면서 호기심의 정도는 보다 증대되며, 보다 많이 그리고 보다 길게 한 사물에 집중하게 된다. 강아지들과 놀 때는 강아지에게 지나친 요구를 하거나 피곤에 지치게 하거나 상황에 따라서는 불쾌감이 생기지 않도록 주의해야 한다. 강아지가 열광적으로 잡으려고 뒤를 쫓는 동안에만 강아지와 공놀이를 해야 한다. 열광과 집중력이 저하되었다는 느낌이 들면 놀이를 즉각적으로 중단해야 하며, 강제로 놀이를 하지 않는다. 이와 더불어 공은 개에게 항상 흥미 있는 물체로 기억되며, 나중에 훈련에서 보상을 위한 도구로써 가치 있는 역할을 수행하게 된다.

우리는 강아지에게 다양한 종류의 장난감을 제공해야 하며 사회놀이도 제공해야 한다. 어린 개들 사이에서 싸움 놀이를 예로 들어보자. 여기에서는 나중에 서열화를 통해 발현되는 관계들이 발전된다. 우리는 이제 이러한 싸움들의 '부딪쳐 넘어뜨리기, 목 물기 등' 행동 방식들을 모방하는 기회를 가지게 된다. 여기에서 개는 인간이 자신보다 강하며, 항상 승리한다는 것을 체험하게 된다. 어린 개가 놀이에서 너무 거칠어지면 분명하게 훈계를 받는다. 물론 어리고 거친 강아지가 '의도적'으로 상처를 입히려고 행동한 것은 아니라는 것을 상기해야 한다. 인간의 피부가 자신의 두터운 털보다 민감하다는 것을 어린 강아지가 어떻게 알 수 있겠는가. 우리가 개에게 이에 대해 합당하게 제한한다면 인간에 대한 개의 무는 것에 대한 자제는 보다 더 신중해질 것이다. 우리는 이러한 싸움 놀이를 통해 우리 개에 대한 미래의 관계를 더욱 포괄적으로 준비할 수 있다.

앞으로의 훈련을 위한 어린 개와의 놀이의 중대성은 개가 또한 나중에 보여주는 학습욕구와 결합되어 있다. 두드러진 학습욕구의 개발을 위한 기반은 조기에 마련되어야 한다.

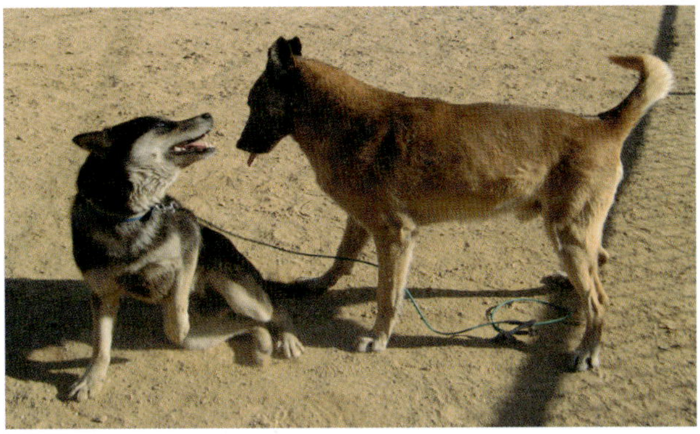

동종 혹은 타 동물과의 투쟁성은 구조견 훈련의 크나큰 장애물이다.

트름러(Trumler)에 따르면 강아지는 사회화 단계에서만 학습의 즐거움을 배우는 능력이 있다고 하였다. 앞으로 누구와 개가 놀게 되는지가(다른 개들하고만 함께, 인간하고만 혹은 개와 인간과 함께) 이 기간에 확정된다는 것은 또한 상기해 볼 필요가 있다. 트름러는 또한 이러한 사실을 주의한다면 학습에 대한 건전한 관계가 발전되며 차후에 새로운 상황에 직면하더라도 어떤 어려움도 발생하지 않을 것이라고 분명하게 언급하고 있다.

진정한 열정으로 작업하는 구조견의 양성은 사회화 단계에서 시작될 수 있다. 또한 성견에서도 놀이는 정체된 운동 욕구의 해소뿐만 아니라 그룹의 결속에 기여한다. 여기에서도 서열은 놀이를 통해 자연스럽게 정해진다. 이 두 가지 개의 이유로 인해 성견과의 놀이는 소홀히 해서는 안 된다. 부가적으로 작업 후의 보상으로서 놀이는 기여할 수 있다. 대부분 개들은 노년이 되어도 기꺼이 놀이를 즐긴다.

트름러는 개의 사역을 일종의 놀이로 간주하고 있다. 이 놀이는 물론 인간에 의해 확정된 범위 내에서 그리고 학습된 형태에 따라 의욕적으로 진행된다. '의욕적'이라는 말은 여기에서 사역에 대한 개의 근본적인 태도를 의미한다. 그러나 모든 진지한 훈련에서 개가 의욕을 보이지 않는 상황이 발생할 수 있다는 것은 이론의 여지가 없다. 훈련을 진척시키기 위해 이러한 상황은 대부분 많든 적든 강한 강제작용으로 극복해야 한다는 것도 마찬가지다. 그러나 개가 원하는 것을 이행한 후에 개로부터 강제를 제거하고 불쾌함을 유쾌함으로 변환시키는 것이 핸들러에 의해 성공되어야 한다. 우리의 시각으로는 강제가 결정적인 것이 아니라 절대적인 일관성이 중요하며, 일관성 있게 명령의 수행을 요구해야 한다.

예를 들어 세상의 무엇을 통해서도 개가 스스로 사다리로 올라가도록 개의 마음을 움직일 수 없는 경우가 있다. 개 훈련 수준에 따르면 이에 대한 능력을 개가 충분히 갖추고 있다 하더라도 그렇다. 분명히 바로 지금 개에게 사다리로 올라가는 것은 불쾌한 것이다. 다정한 설득이나 보상으로 유혹(예 사다리 디딤대에 맛있는 먹이)한다 하더라도 어느 것도 어떤 영향을 미치지 않는다. 우리는 오류가 우리 자신에게 있을 수 있는가를 검증해 보지만 아무것도 확증할 수 없다. 무리 대장으로서 인간의 권위를 손상시키지 않기 위해 우리는 늦어도 바로 지금 이를 관철해야만 한다. 일반적으로 개를 위해 상당히 어려운 작업이기 때문에 안정감을 주기 위해 사다리를 올라가라는 명령을 조용히 내린다.

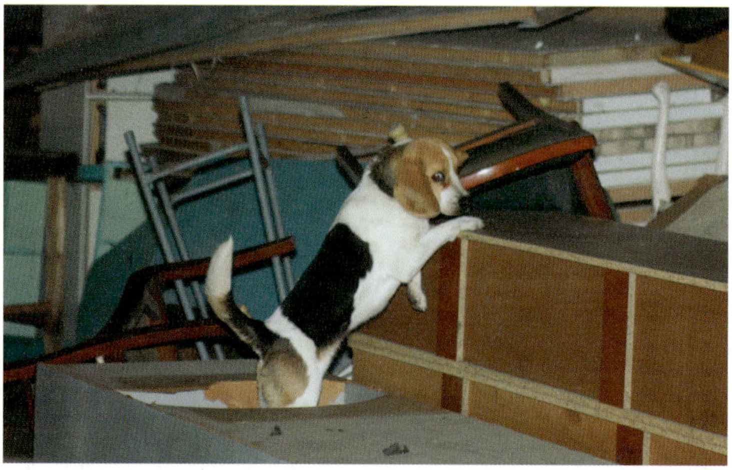

핸들러의 '올라가'라는 명령을 받고 눈치를 살피는 구조견

이제 우리는 인지할 수 있을 정도로 음성을 엄하게 하거나 혹은 더 나아가 신체적인 영향을 가하는 것을 생각해 보아야 한다. 개는 굴복하고 사다리의 첫 번째 디딤대를 디딘다. 즉시 개에게 많은 칭찬이 돌아간다. 강제는 경감된다. 개가 계속 사다리를 오르면 모든 것이 정상이다. 그러나 개가 이를 행하지 않으면 우리는 다시 한번 상기와 같이 진행해야만 한다. 개가 자신의 임무를 완수했다면 칭찬을 아껴서는 안 될 것이다.

이와 더불어 개는 어떤 경우든 우리의 지시를 이행해야만 한다는 것을 알게 되며, 또한 이러한 사역이 종국에는 유쾌함과 항상 결부되어 있다는 것을 인지할 수 있게 해야 한다. 그리고 강제가 제거되지 않으면 개가 더 이상 자유롭게 사역하지 않는 위험이 있다. 즉 개는 강제적인 영향이 발휘될 때에만 사역하게 된다. 특히 구조견은 어느 정도의 독립성이 부여되어야 하며 발전되어야 한다. 강제를 통해 사역하는 것이 습관화되었다면 이러한 독립성은 생성되지 않는다.

놀이와 놀이의 의미로 다시 돌아가 보자.

이 장을 마감하면서 놀이의 중대성을 다시 한번 강조하기 위해 트름러(Trumler)를 인용하고자 한다. "개개의 놀이 형태로부터 포괄적인 학습 프로그램을 구축하기 위해 강아지의 놀이 의욕을 이용하는 사람은 진지한 훈련에서도 결코 어려움을 겪지 않는다. 학습 의욕은 강아지 시기에 확립되어야 하며, 즉 생후 8~12주 사이에 고취되어야 한다. 이때 학습의욕은 강아지에게 가장 정점으로 있게 되며, 사회적 놀이에 대한 욕구가 생성된다.

특히 인간과 놀이에 대한 의욕이 집중적으로 발달한다. 이 모든 것을 합당하게 이용한다면 미래를 위한 초석을 마련한 것이다. 강아지는 이제 인간을 정말로 재미있게 함께 놀 수 있는 사회적 파트너로서 인지하게 되며, 이러한 공동의 놀이가 자신에게 그리고 인간에게 만족을 제공한다는 것을 알게 된다. 개의 작은 진전에도 아주 기뻐한다는 것을 개에게 표현해야 한다. 또한 개가 원하지 않는 행동을 할 때는 이에 대해 만족스럽지 않다는 것을 표현하여야 한다. 이를 위해서는 질책으로 가득 찬 '안 돼'로 충분하다. 이 나이의 강아지를 체벌하는 것은 권장되지 않으며, 또한 전혀 긍정적

의미를 갖지 않고 오히려 부정적 효과만이 증대될 뿐이다. 이러한 조치에 대해서는 생후 12주 이후에 비로소 취해야만 하며 물론 다른 방법이 없을 경우에 한해서이다."

2) 구조견의 조기교육에 대하여

인명구조견(눈사태, 야지, 재난구조견 등) 양성을 위한 구축훈련에 돌입하기 전에 어린 개들의 사전적인 기본 훈련에 대해 논해야 한다. 모든 구조견 분야에서 구조견 구축 훈련 전에 준비되어야 하는 기본 훈련은 원칙적으로 동일하며, 단지 각 구조견 분야의 특수성에 부합되는 부가적인 훈련이 보완되어야 한다는 것을 전제할 수 있다. 개가 구조견 훈련이 완료된 후에 재난 지역에서 인명구조 활동을 해야 한다면, 예를 들어 기본 훈련에서는 보행성을 방해하는 물질들이 산재해 있는 지역에서 보행 및 이동성 훈련이 추가된다. 개가 향후에 눈사태 구조견으로 투입되어야 한다면 눈과 친숙한 관계를 갖기 위한 적응훈련이 충분하게 보완되어야 한다.

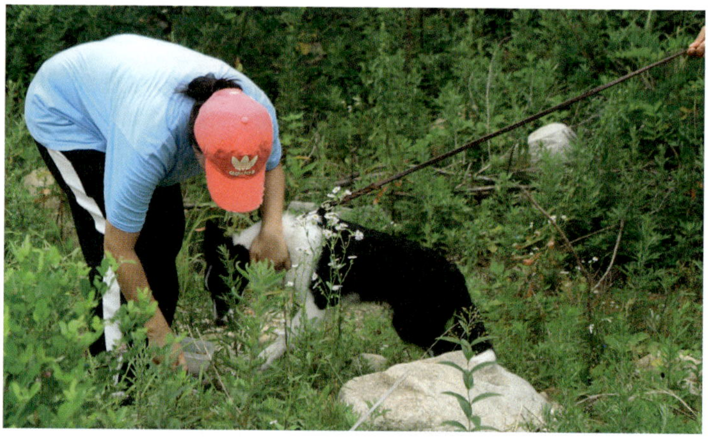

4개월령의 어린 초보견이 야지 기초훈련을 받고 있다.

어떤 개도 다수의 구조견 영역을 완벽하게 섭렵할 수 있는 능력을 갖추지 않으며, 개의 확고한 기본능력과 핸들러의 기본지식 없이는 어느 분야에서도 진정한 성공을 기대할 수 없다.

이 장에서 언급되는 향후의 구조견 훈련을 위한 개의 적응훈련은 생후 1년 이내에 실행되어야 한다. 이 시기에 개의 성격이 형성되며, 또한 일반적으로 '품성'으로서 언급되는 많은 것들이 형성된다. 개의 품성은 유전된 그리고 습득한 능력과 성질(본성)에 의해 구성된다. 이 두 가지 요소의 분리는 개의 나이가 들수록 더욱 어려워지지만 어떤 경우든 천성적으로 가장 조속하게 배우는 자견 시기에 '합당한 품성'을 발전시키는 데 기여할 수 있다.

(1) 육성되어야 하는 행동

- 어떤 상황에서도 조용하고 안정된 행동
  - 주간 그리고 야간에서 낯선 환경
  - 주의가 산만하고 시끄럽고 폭음과 유사한 소음
  - 불안정한 지반과 물질들에서 보행 및 이동

(2) 임무완수를 위한 훈련

- 모든 훈련에서의 기본규칙
- 개를 친절하게 그러나 일관성 있게 다룸
- 스스로 경험을 축적하도록 개에게 기회를 제공해야 하지만, 공포상황에 빠지지 않게 해야 함. 개가 어릴수록 이로 인한 후유증은 치유 불가능할 수 있음

(3) 낯선 환경 적응

강아지가 보금자리를 이탈하기 시작하면(생후 4주부터) 주변 환경과 능동적 접촉이 시작되며, 강아지가 아직 어미와 함께 있을 때도 강아지에게 긍정적인 영향을 미칠 수 있다. 특히 각인 시기(4~7주)에 강아지가 가능한 고무적인 환경에서 성장하도록 주의를 기울여야 한다. 생후 8~16주 사이 기간에(사회화) 강아지의 교육은 시작되어야 한다. 작은 임무들이 강아지들에게 부여될 수 있으며, 인간은 보호자에서 무리의 대장이 된다. 강아지를 이

제 어디든지 동반하고 의식적으로 새로운 환경과 접하도록 유도해야 한다. 그러나 반드시 다음을 주의한다.

① 아주 바쁘고 경황이 없을 때 이를 행해서는 안 된다. 어린 개에 대한 인내심의 결여는 부정적인 영향을 미친다.

② 상황에 의해 강아지에게 관심을 가질 수 없다면 강아지를 집에 놓아두는 것이 좋다. 방임된 상태에서 강아지는 우리의 개념에 부합되지 않는 많은 것을 '배울 수' 있다.

③ 자신의 행동과 감정이 개에게 그대로 전이된다는 것을 항상 잊지 않도록 한다.

최상의 방법은 문제가 발생하지 않는 한 어디를 가든지 우리가 강아지를 동반할 수 있도록 아주 당연하게 요구하는 것이다. 강아지에게 있어서 다수의 인간은 한 명의 성인과는 아주 다른 차원을 제공한다. 어느 정도 개의 자발성을 요구하고 촉진해야 하지만 개에게 인간들과 함께 있으면 안전하다고 느낄 수 있도록 환경과 상황을 조성해 주어야 한다.

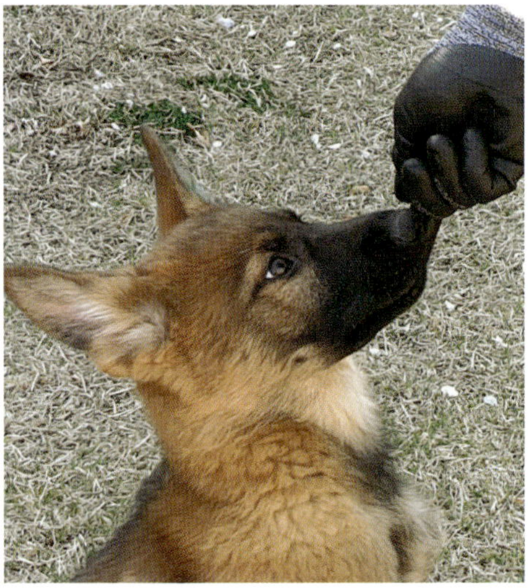

일관성 있는 원칙을 가지고 강아지에게 조기교육을 시킨다.

그리고 소란스럽고 번잡한 환경에서 핸들러는 강아지를 위한 거친 파도를 막아주는 굳건한 방패와 같은 존재여야 한다. 즉 위급상황에서 핸들러는 항상 개를 위한 안전한 피난처가 되며, 이를 통해 시간이 지날수록 핸들러에 대한 강아지의 신뢰는 점차적으로 증대된다.

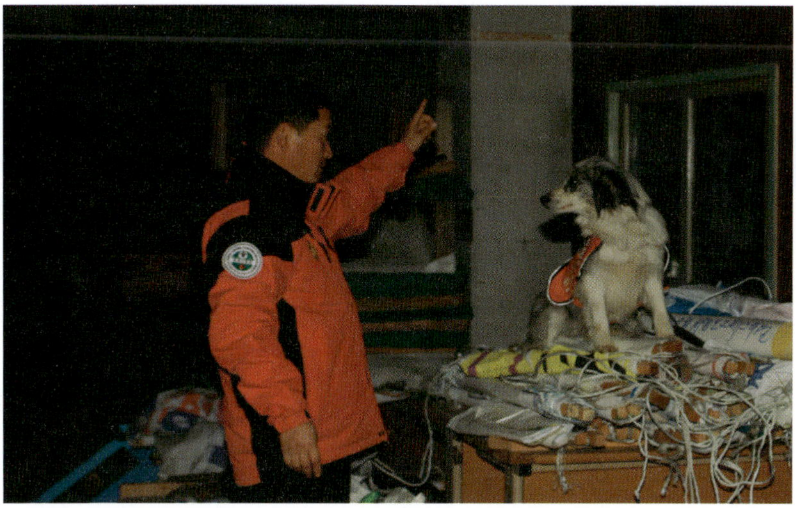

02 훈련 범례

10주된 강아지와 함께 처음으로 도심으로 산책을 간다. 이런 계획을 위한 전제는 다음과 같다.

- 강아지에 대해 이미 충분히 알고 있어야 하며,
- 산책을 위한 충분한 시간을 가지고 있어야 하며,
- 강아지가 어느 정도 리드 줄에 익숙해 있어야 한다.

특히 강아지의 행동과 성품과 환경에 대한 적응력을 미리 알고 있는 것이 중요하다(새로운 상황은 항상 개에게 줄을 맨 상태에서 연습되어야 한다. 그래야 개에 대한 제어를 합당하게 실행할 수 있다. 개가 안정되게 행동할수록 줄을 길게 그리고 느슨하게 잡아준다. 짧게 잡은 줄은 개에게 안정감을 제공해줄 수 있지만, 또한 이에 반대되는 작용을 할 수도 있다. 짧은 줄에 의해 개가 압박을 느낀다면 강아지는 즉각적으로 자신의 행동을 통해 이를 표현할 것이다. 이때는 줄을 길게 잡아준다). 강아지와의 산책(외출)은 사전에 숙고되고 계획되어야 한다. 예를 들어 다음과 같은 대비책이 사전에 강구되어 있어야 한다.

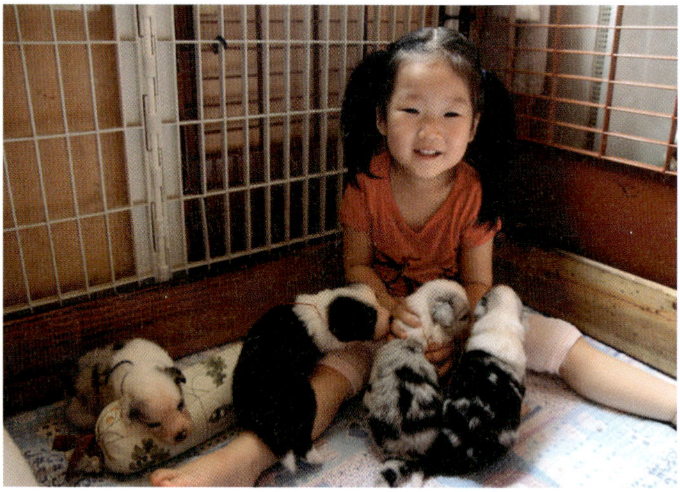

많은 애정과 사랑은 강아지의 성격 형성에 큰 도움이 된다.

① 강아지의 배설물을 제거하기 위한 장비(비닐봉투, 휴지, 물)를 휴대한다. 개의 배설물은 그 누구도 좋아하지 않는다.

② 가장 혼잡한 곳이 어딘지 사전에 생각해 본다.

③ 휴식을 위한 조용한 장소가 어디에 위치하는지 생각해 본다.

④ 어디에서 강아지가 방해를 받지 않고 대소변을 볼 수 있는지 생각해 본다(도심에서는 합당한 장소를 발견하기가 쉽지 않다).

사전에 준비를 할 수 있을 경우에만 발생 가능한 사건에 직면해도 불안한 상황에 빠지거나 당황하지 않게 된다. 그러나 이러한 경우가 발생하면 불안감은 그대로 강아지에게 전이된다. 그래서 어린 개들의 습성과 행동을 그동안의 관찰을 통해 어느 정도 알고 있기 때문에 출발하기 전에 한 번은 다음 사항들을 사고하고 자문해 보아야 한다.

① 어떤 반응을 강아지로부터 기대할 수 있는가?

② 어떤 문제들이 발생할 수 있는가?

③ 어떻게 이를 최적의 방법으로 해결할 수 있는가?

상기 물음들에 대해서는 다음과 같이 계획한다.

① 출발 전에 강아지에게 한 번 더 대소변을 보게 한다. 그리고 차량 이동을 할 경우에는 미리 소량의 식사만을 제공하거나 한 끼를 줄인다.

② 자가 차량을 이용하지 않고 가능하면 공공 교통수단을 이용한다(강아지는 이미 경험을 통해 자동차를 알고 있다).

③ 도착하면 처음에 사람들이 많이 붐비지 않는 한적한 거리에서 시작해서 천천히 보행자 도로의 북적대는 사람들 사이로 이동한다. 여기에서 대략 10분 정도 체류한다.

④ 이제 붐비는 장소에서 벗어나며, 필요하다면 개에게 대소변을 다시 보게 한다.

⑤ 산책하면서 강아지가 적응에 어려움을 보여주었던 소란한 상황들에 관련해서 적응훈련을 한다(예를 들어 큰 소리로 호객행위를 하는 과일가게 상인에 대한 두려움 등).

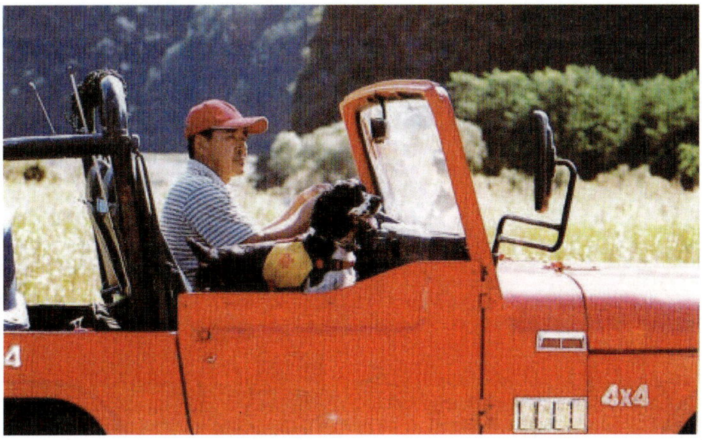

차량 탑승 훈련은 어릴 때부터 하면 좋다.

⑥ 개가 피로에 지치기 전에 우리는 개에게 안정을 위한 휴식을 제공하며, 다시 한번 짧게 적응성 경험을 쌓는 훈련을 한다.

⑦ '모험'의 종료로서 개와 함께 적당한 장소에서 놀아주며, 집으로 돌아오기 위해 차량에 탑승한다.

어린 개가 모든 상황에서 안정되게 행동하고 핸들러와 동반을 당연하게 수용한다면 이제 더 이상 이러한 것을 정기적으로 시도할 필요는 없다. 이때 핸들러는 강아지를 과대평가해서 과도한 요구를 해서는 안 된다. 강아지는 새로운 환경에서 절대 불쾌한 경험을 해서는 안 되며, 여기에서 핸들러는 다음으로 일어날 상황에 대해 주의해야 한다.

① 강아지는 사람들로 붐비는 보행자 도로에서 누군가에 의해 발에 차일 수 있으며, 이를 통해 '사람들의 무리는 아픔을 준다'라고 배울 수 있다.

② 이러한 위험이 발생할 개연성이 크다면 핸들러는 강아지를 품에 안는다. 이는 강아지를 유약하게 만드는 것과 어떤 관계가 없다. 개가 성장하면 피할 수 없는 불쾌한 것을 스스로 처리해야 하지만 강아지는 특히 다음 한 가지만이 필요하다. 주인과 함께 있으면 안전하고 보호를 받을 수 있다는 신뢰감이다.

③ 예를 들어 강아지가 문에 끼는 작은 불행이 그래도 발생했다면, 어린 개를 결코 과도하게 동정하지 않도록 한다. 대부분 강아지들은 주인의 동정을 즐기며, 아주 작은 사소한 것에도 자신의 아픔을 인상 깊게 표현하려고 한다. 이러한 태도는 촉진되어서는 안 된다. 개가 심각하게 부상당하지 않았다는 것을 핸들러 자신이 과도한 법석을 떨지 않고 어느 정도의 관심으로 개에게 확인시켜 주어야 한다. 그리고 예정된 일정을 속행하거나 혹은 놀이를 통해 개의 주의를 다른 것으로 전향시킨다. 이때 불쌍하게 다리를 절던 강아지가 얼마나 빠르게 공 뒤를 쫓아서 뛰어가는지를 핸들러는 경험하게 된다.

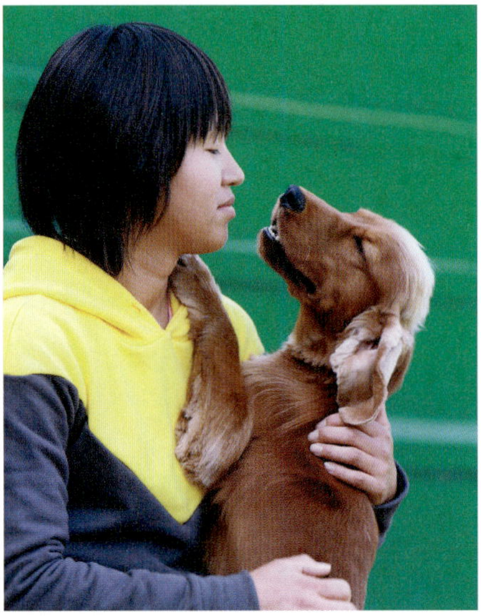

주인에게 무언가를 호소하는 강아지

발생하는 난관들에 어떻게 대처할 수 있는가? 개는 이때 불안한 태도를 보여준다.

- **첫 번째 원칙:** 아주 조용히 처신하고 어떤 경우든 강아지를 꾸짖지 않는다. 강아지의 불안이 우습고 어이없어 보인다 할지라도 경험이 결여된 강아지에게 이 불안은 현실이며, 행동을 결정한다.
- **상기의 시장 상인의 예를 다시 들어보자:** 개가 자의적으로 과일가게에 가까이 가려 하지 않을 때 핸들러가 강제로 줄을 잡고 노점으로 끌고 가는 것은 근본적으로 잘못된 것이다. 오히려 줄을 느슨하게 잡고 노점에 가까이 가도록 강아지를 설득하는 것을 시도해야 한다. 즉 스스로 노점 방향으로 이동하고 강아지를 유인하고 강아지가 따르면 칭찬해준다. 이것이 제대로 되지 않는다면 부드러운 강제가 도움이 된다. 줄은 약간 팽팽해지지만, 노점을 향해 이동하는 개의 행보마다, 핸들러의 요구에 응할 때마다 즉시 다정한 말을 통한 칭찬과 줄을 느슨하게 해줌으로써 보상을 한다. 목표에 도달하면 개는 충분하게 그리고 힘차게 칭찬을 받게 된다. 부드러운 강제가 도움이 되지 않는다면 마지막 방법으로 강아지를 품에 안고 진정을 시키고 노점 방향으로 이동한다. 이제 강아지를 내려놓고 안정을 시킨다. 강아지가 더 이상의 불안을 보이지 않을 때까지 맛있는 먹이를 주거나 혹은 작은 놀이를 한다. 그리고 개에게 '공포물체'를 탐색할 기회가 제공되어야 한다.

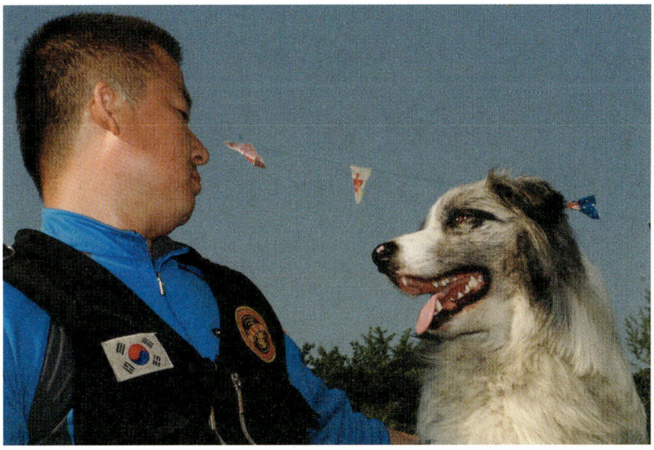

놀라서 달려온 개를 핸들러가 평온한 표정으로 바라보고 있다.

개는 후각을 통해 이에 대한 탐색을 실행하며, 스스로 -인간적으로 표현한다면- 유령의 배후에 바람에 펄럭거리는 백색의 침대 시트가 숨겨져 있다는 것을 스스로 인지할 수 있어야 한다. 그렇게 되면 두 번째 경우에서 개는 이제 더 이상 그렇게 쉽게 놀라지 않는다.

이러한 훈련에서 개는 무엇을 배우는가?

① '공포의 유령'의 수는 점차적으로 감소한다.

② 핸들러에 대한 신뢰는 강화되며, 핸들러를 따르는 동안에는 불쾌한 것과 맞부딪혀도 안전하다는 알게 된다.

훈련들을 가능한 효율적으로 구성하고자 한다면 핸들러는 다음 한 가지를 명심해야 한다. 개가 불안 징후를 보이고 있는 동안에 불안을 조성하는 상황에서 벗어나서는 안 된다. 어린 개에게 문제를 해결하는 데 필요한 시간을 충분하게 제공한다면 앞으로의 훈련을 위한 확고한 기반이 생성된다.

다시 한번 강조한다면 핸들러의 인내심의 결여는 강아지의 발전에 도움을 주지 못한다. 개에게 요구되는 난이도의 수준을 우리는 개의 나이에 따라 조절한다. 가장 우선적으로 삭제해야 하는 도움들 중의 하나는 품 안에 안는 것이다. 그리고 상기 상이한 상황들을 어둠 속에서도 연습한다.

1) 시끄럽고 갑작스러운 소음

개들은 예민한 청각을 가지고 있으며, 인간이 들을 수 없는 주파수들을 인지할 수 있다. 소음적응 훈련에서 요구되는 난이도 수준은 신중하게 그리고 천천히 상승되어야 한다. 처음에는 시끄럽고 지속적인 소음에 어린 개가 적응하도록 만들어야 한다. 예를 들어 도로상에서 가동 중인 콤프레셔에 근접해서 개의 반응을 관찰해본다. 부정적인 반응이 도출되지 않으면 천천히 더 가까이 접근해본다. 불안 혹은 불쾌한 반응이 나타나면 상기 보행훈련에서 노점 상인에 대해 가졌던 문제의 해결을 위해 취했던 방식과 동일한 조치를 취한다. 의식적으로 모든 가능한 소음들이 개에게 '위험하지 않은 것'으로 인식되도록 모든 가능성을 찾아야 한다. 강아지가 시끄러운 소음 원천에 근접해서 아주 태연하게 먹이를 먹거나 혹은 놀이를 한다면 이제 최상의 소음적응 능력을 달성한 것이다.

시끄러운 소음이 더 이상 강아지에게 방해요인이 될 수 없다면, 이제 갑작스러운 폭음과 같은 소음들에 대한 적응훈련을 실행할 수 있다. 이때 어린 개가 경악을 할 정도로 이를 과도하게 실행해서는 안 된다. 대부분의 개들은 일반적으로 소음에 대한 예민성과 극단적으로는 소음에 대한 두려움을 가지고 있다. 그러나 소음에 대한 두려움은 천성적인 품성의 결여로 간주될 수 있으며, 구조견 훈련을 위해서는 합당하지 않다. 아주 많은 경우들을 통해 폭음과 같은 소음들에 대한 엄청난 두려움은 천성적으로 타고난 것이 아니라고 판단한다.

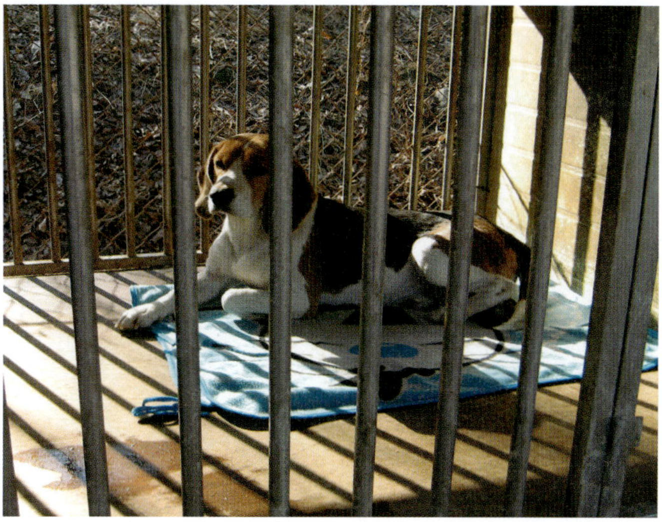

견사에서는 조용하게 안정을 취하도록 가르친다.

즉 개가 어린 시절에 한 번 무척 경악을 할 정도로 놀랐다면, 개는 폭음 순간에 고통을 느낄 수 있다. 이러한 체험은 대부분 각인되며 소멸되지 않고 영속적으로 잔류하며, 어느 때고 특정 폭음소리는 개에게 불안을 야기하게 된다. 언젠가 문에 아주 고통스럽게 끼어본 적이 있는 개는 문의 '쾅' 하고 닫히는 소리에 공황에 빠질 수 있는 것이다.

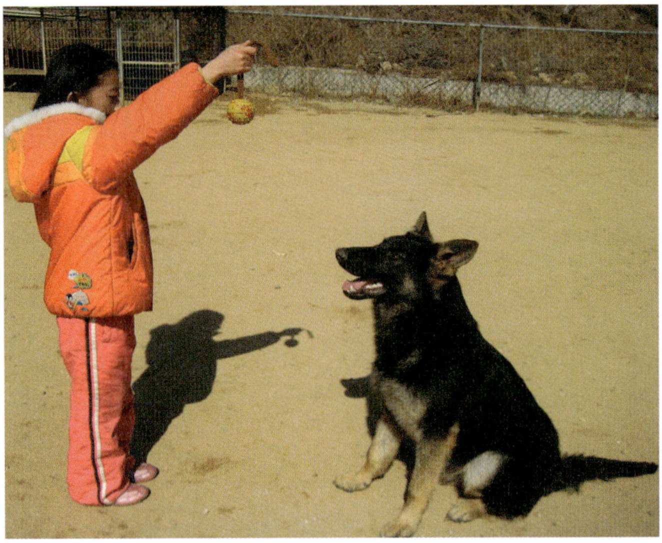

집중력은 모든 훈련의 기초가 된다.

공포탄 권총을 통해 폭음 소음에 대한 적응훈련을 합당하게 연습할 수 있으며 제어할 수 있다. 어린 개와 함께 놀고 있는 동안 한 도우미에게 약 50m 정도 떨어진 위치에서 총을 발사하도록 요청한다. 개에게서 어떤 부정적인 반응을 확인할 수 없었다면 이런 연습을 할 때마다 천천히 거리를 축소시킨다(하루에 50m 거리에서 5m 거리로 급속히 축소하지 않는다). 여기에서도 마찬가지로 강아지를 위해 많은 시간을 투자해야 하며, 인내심을 발휘해야 한다.

성견에서 각인된(획득된) 소음 예민성에 대한 교정은 아주 어렵다. 이 시기에 교정을 위해 시도할 수 있는 유일한 것은 '폭음 = 불쾌'라는 결합을 '폭음 = 유쾌'라는 결합으로 변환시키는 것이다. 이를 위해서 폭음 순간에 개와 함께 놀아주거나 혹은 맛있는 먹이를 제공하는 것을 시도해 볼 수 있다. 이를 통해서도 안 될 정도로 개가 소음에 대해 예민해졌다면, 이제는 개의 가장 강한 충동을 이용해야 하며 이는 자주 식욕충동과 관계된다.

2) 불쾌한 지반에서 보행

불쾌한 지반에서 보행훈련들은 일반적으로 재난 지역에서 보행 안정성의 확보와 핸들러와 접촉 확보를 위해 중요하다. 재난구조견 훈련의 준비를 위해 이 훈련은 필수적이며, 장애물 훈련의 기초가 된다. 다음의 사항을 준수한다.

① 강아지 혹은 어린 개가 이 훈련을 통해 절대 공포상황에 빠져서는 안 된다. 독립성을 발전시킬 수 있는 가능성을 개에게 제공해야 하지만, 또한 사고가 발생할 때까지 강아지를 방임해서는 안 된다.

② 개가 불안해하면 핸들러는 어떤 경우든 이를 꾸중해서는 안 되며 도와주어야 한다. 핸들러 자신은 항상 조용히 그리고 안정감 있게 행동해야 한다.

눈을 크게 뜨고 주위를 살펴보면 보행훈련을 하기 위해 인공적으로 시설이 갖추어진 장소가 없다 하더라도 보행훈련을 위한 연습 장소들은 거의 무한정하다는 것을 알 수 있다. 특히 공사장에서 이러한 가능성들은 쉽게 찾을 수 있다. 출입이 통제되지 않는다면 다음의 임무들이 개들에게 제시되어야 한다.

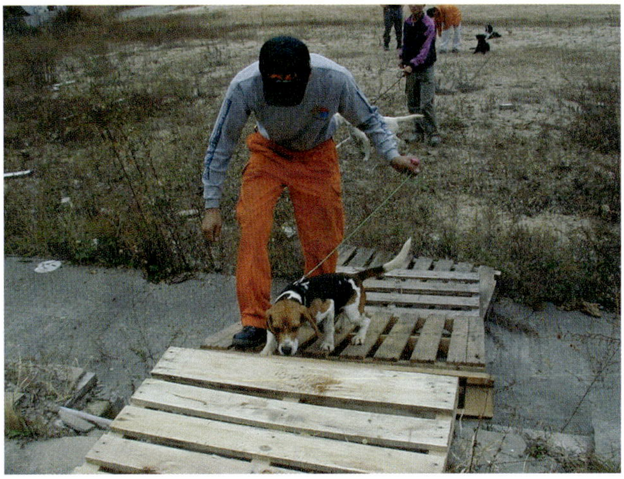

장애물 지역의 보행성 훈련은 매우 중요하다.

① 격자모양의 발판에서 보행 및 이동성

② 계단 오르내리기

③ 상이한 폭을 가진 판자와 각목에서 보행 및 이동성

④ 시끄러운 소음을 내는 양철 판에서 보행 및 이동성
⑤ 푹신푹신하게 내려앉는 지반에서 보행 및 이동성
⑥ 미끄러지는 지반에서 보행 및 이동성
⑦ 반투명의 지반에서 보행 및 이동성
⑧ 어두운 도관 내에서 보행 및 이동성 등

이외에도 개가 물에서 수영을 하고 물장구를 치면서 물과 친숙해지도록 상황을 조성해주는 것이 권장된다. 상기에 거론된 다수의 임무들 중에서 3개의 예만을 설명한다.

(1) 격자형 발판

지하철 통풍을 위한 수갱을 덮고 있는 대형 사이즈의 격자형 발판을 찾는다. 줄에 맨 개는 처음에 여기에 발을 올려놓으려 하지 않을 것이다. 이때 핸들러가 직접 격자발판으로 올라가서 위험하지 않다는 것을 보여준다. 줄을 팽팽하게 잡지 않고 다정한 말투와 장난감 혹은 먹이 조각으로 개를 유혹한다. 개가 오지 않으면 줄을 팽팽하게 유지한다. 이때 개를 잡아당기지는 않는다. 개가 모든 자발적인 복종을 할 때마다 칭찬을 해주어야 한다. 개가 나이가 들고 경험이 많을수록 분명하게 개로부터 복종을 요구할 수 있다. 그러나 결코 무력으로 두려움의 대상인 무엇인가를 이행하도록 강제해서는 안 된다. 인내와 일관적인 행동을 통해서만 목표를 달성할 수 있다. 개가 격자발판에 올라서는 것을 정말로 기대하고 있다는 것을 개가 느끼도록 해준다. 조기에 혹은 향후에 개는 이를 극복할 것이며, 구조견의 '영웅적인 행동'에 우리는 진심으로 기뻐해야 한다.

(2) 각목과 널빤지

강아지를 각목 혹은 널빤지 위에 올려놓고(지반에서 약 80cm 간격) 개를 안심시킨다. 강아지는 가능한 스스로 균형을 잡아야 하며, 이때 밑으로 떨어지지 않도록 한다. 위급한 상황에서는 개를 밑으로 내려놓고, 다시 두 번째 시도를 시작한다. 처음에 강아지가 조용히 각목이나 널빤지에 앉거나, 서거나 혹은 누워있도록 요구한다. 어떤 자세가 가장 편안한지는 강아지 스스로 선택하게 한다. 개가 안정된 자세를 취하면 조용히 칭찬해준다. 다음 단계로 우리는 개가 각목이나 판자에서 완보로 이동하도록 요구한다. 여기에서도 또 개를 안정시킨다. 개가 너무 조속하게 이동하려는 징후가 보이면 즉각적인 제지와 함께 '천천히'라는 명령어를 사용한다(향후에 재난구조견 훈련에서 아주 중대한 명령어가 된다).

이 훈련에서 우리는 다음을 기본 원칙으로 삼아야 한다, 개를 절대 측면으로 뛰어내리지 않게 한다(재난구조견이 현장에서 각목 혹은 널빤지 위를 보행할 때 제어되지 않은 뛰어내림은 부상당하는 위험을 증대시킬 수 있다). 개의 안정감이 증대될수록 핸들러는 개와의 직접적인 접촉(목줄을 잡거나 혹은 배를 떠받쳐 주는 지원행위)을 중단해야 하지만 항상 도움을 제공할 준비는 되어 있어야 한다. 그리고 어린 개가 추락을 통해 보다 주의해서 이동하는 것을 배울 수 있다는 가정은 동물에 대한 잘못된 인간의 생각이다. 개는 오히려 '각목을 밟는 보행은 고통을 준다'라는 연상 결합을 할 것이고, 다음 시도에서 불안과 두려움으로 인해 오류를 범할 확률이 보다 커지게 된다. 아주 나중에 성견이 되어 훈련을 완전하게 수행할 때 부주의로 인해 미끄러지거나 혹은 떨어지게 되면 우리의 불만족을 개에게 느끼게 할 수 있다.

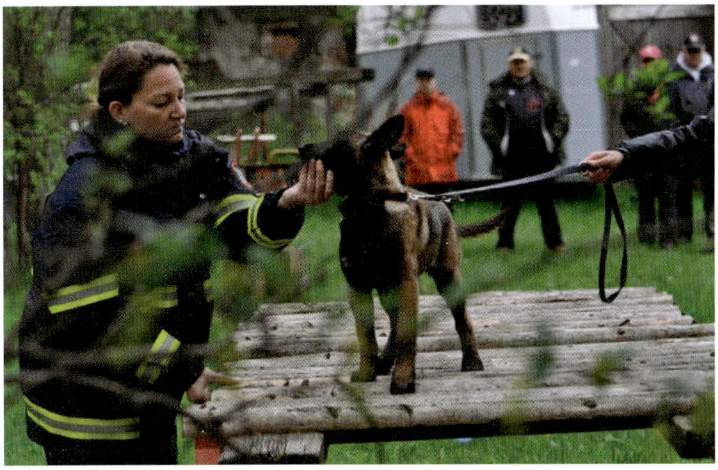

비고정 사다리 적응훈련 모습(3개월 말리노이즈)

(3) 어두운 도관

대부분 동물들은 본능적으로 알지 못하는 어두운 공간으로 들어서는 것에 대한 두려움을 가진다. 미래의 구조견이 이러한 두려움을 가지고 있다면 우리는 이를 보완하도록 노력하고 그래도 두려움이 개선되지 않으면 신중하게 제거하도록 노력해야 한다. 이때 이러한 경험을 토대로 우리가 합당한 상황을 조성해서 훈련을 진행한다면 아주 간단하게 성공을 거둘 수 있다. 즉 개가 핸들러에 대해 충분한 신뢰를 가지고 있다면 개는 망설이지 않고 따를 것이다. 그러나 어린 개가 이를 행하지 않는다면 핸들러는 시장 상인과 격자발판에서 활용한 경험과 방식을 적용해야 한다. 도관이 사람이 들어가기에는 너무 좁거나 작은 경우에 개의 두려움을 극복시키기 위해 다른 방식을 도입하여 사랑과 칭찬으로 설득한다.

이는 심리적인 선택으로 장난감 혹은 먹이를 개의 시야 전면에서 그리고 개가 쉽게 도관에서 획득할 수 있도록 놓아두는 것을 통해 달성할 수 있다. 이를 반복할 때마다 물체를 보다 깊이 도관에 위치시키며, 이는 어린 개가 자신이 좋아하는 장난감 혹은 먹이를 획득하기 위해 도관 깊숙이 미끄러져 들어갈 때까지 실행한다. 이 훈련에서는 절대 개를 무력으로 또는 강압적으로 도관 내로 집어넣어서는 안 된다. 어두운 도관의 관통을 숙달시키기 위한 다른 가능성은 개의 목줄에 고정된 줄을 도관을 관통해서 다른 반대편으로 나오게 해서 핸들러가 이를 잡고 개를 유인하는 것이다. 여기에서 줄은 개가 스스로 극복하는 것 외에는 어떤 다른 대안이 없다는 것을 개에게 분명하게 해주는 도구일 뿐이며, 무력으로 개를 도관을 통해 끌어당기기 위한 것은 아니다.

3) 이러한 훈련들을 통해 개가 습득하는 것은?

① 개는 어떤 상황에서든, 주간이든 야간이든 조용히 그리고 안정된 행동을 한다.

② 불안이나 두려움의 조짐 없이 개는 자신의 핸들러를 어디에서든 따른다.

③ 개는 핸들러가 어떤 경우든지 자신의 의지를 관찰한다는 것을 알게 된다. 이와 더불어 무리 대장으로서 인간의 위치는 더욱 확고해진다.

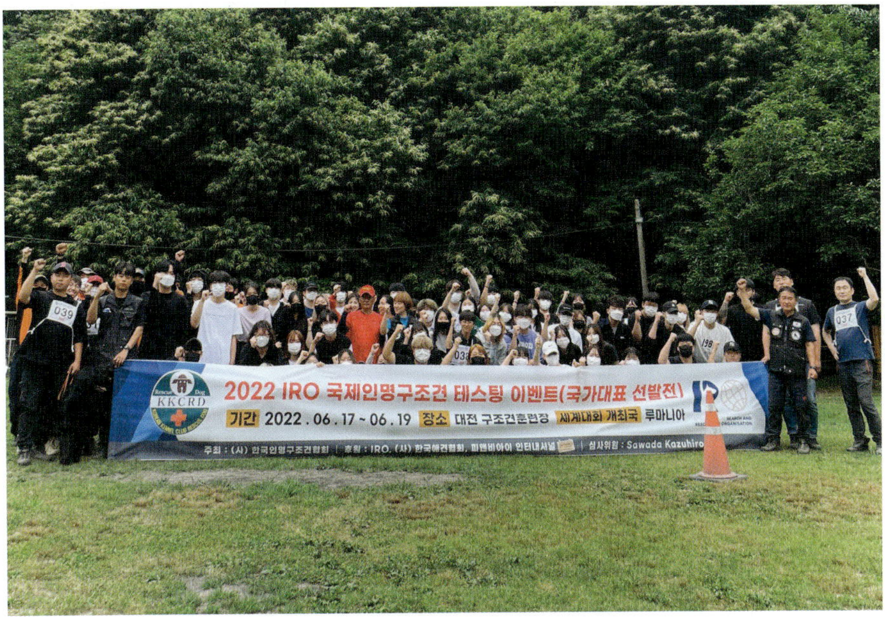
2022 IRO 국제인명구조견 테스팅 이벤트(국가대표 선발전)
기간 2022.06.17~06.19 장소 대전 구조견훈련장 세계대회 개최국 루마니아
KKCRD

KKCRD 대원들의 단체 복종훈련

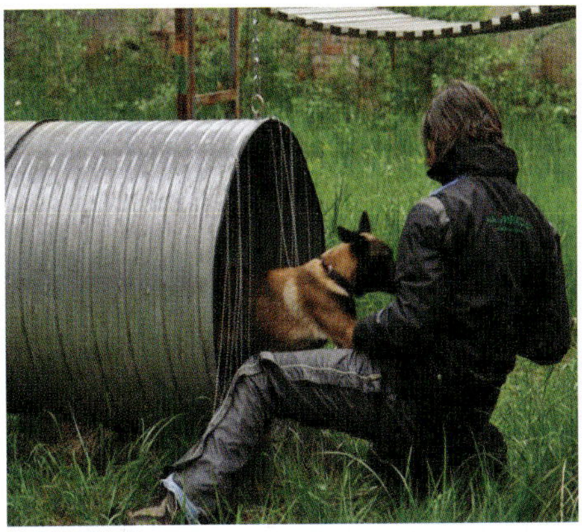

터널 통과 및 적응훈련을 하고 있는 3개월 된 말리노이즈

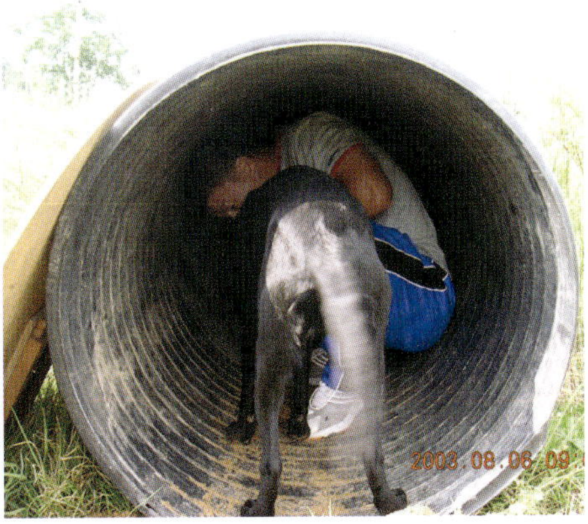

도관에 같이 들어가서 개를 안심시키고 있다.

4) 조기적응의 장점

성장단계의 개는 어떤 방식으로든 상당한 양의 경험들을 축적한다. 이러한 경험들이 우리의 훈련개념과 부합되도록 배려한다면 향후의 구조견훈련은 본질적으로 보다 용이하게 실행될 수 있다. 이에 대해 주변에서 흔히 볼 수 있는 예를 들어 본다.

다른 사람으로부터 방위훈련을 받은 1살짜리 암컷 저먼 세퍼드 '윌리'와 어릴 때부터 기른 소형의 혼혈견 '삼돌이'라는 개가 있다. 삼돌이는 어릴 때부터 집안에서 자라면서 사람에 대해 사회화가 이루어졌다. 삼돌이는 자신이 거처하는 집 안과 주변의 환경에 익숙했고 언제나 두려워하지 않았으며 안정적이었다. 그러나 '윌리'는 새로운 핸들러를 만나게 되면서 새로운 환경에 적응해야 했다. 난생처음으로 현관의 계단을 올라야 했는데 현관 계단을 처음으로 보았을 때 공포스러워했으며, 처음으로 집 안에 들어서는 것조차 담력 테스트였다. 많은 설득을 했지만 품에 안고 계단을 올라가야 했다. 계단에 대한 두려움은 그만큼 컸다.

삼돌이에게는 문제가 되지 않는 계단 오르기가 체구가 훨씬 큰 윌리에게 과도한 부담을 주었으며, 새로운 핸들러에게도 신뢰를 가지고 있지 않은 상태여서 부담이 가중되었다. 윌리가 환경에 신속하게 적응하는 성품과 아주 빠른 학습능력을 가지고 있기는 했지만 어려서부터 가능한 모든 주변 환경과 친숙해 있었다면 이러한 문제는 분명하게 발생하지 않았을 것이다. 새롭게 접하는 모든 사물과 환경에 대하여 적응을 하는 과정이 윌리에게는 훈련의 연장이었다.

'윌리'는 천성적인 능력으로 약 반년간의 집중적이고 끈기 있는 훈련 후에 야지 수색견으로서 첫 번째 시험을 성공적으로 치를 수 있을 정도의 안정성을 보여주고 있다. 그러나 현재까지도 어렵거나 낯선 상황에서는 핸들러의 정신적인 지원을 요구하고 있다.

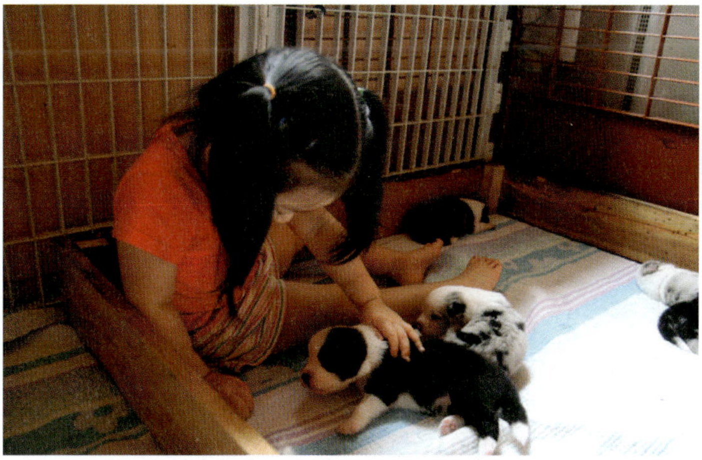

합당한 조기 사회화 교육은 뛰어난 구조견을 만든다.

03 개의 심리

1) 호기심

호기심은 능동적인 행동을 전제한다. 특히 강아지들은 천성적으로 호기심이 많다. 자연의 삶에서는 호기심과 능동적 행동 없이는 학습이 없으며, 학습이 이루어지지 않는다면 사역견이나 구조견으로서의 성공적인 역할은 기대하기 어렵다. 그래서 우리는 개들에게 호기심을 촉진시켜주어야 한다. 무관심한 개와 함께 작업하는 것은 또한 어떠한 기쁨도 얻을 수 없다.

(1) 호기심 촉진을 위해 무엇을 할 수 있는가?

① 주의를 자극하는 사물들을 자발적으로 탐구하도록 개에게 충분한 시간을 제공하며, 재촉하지 않는다. (개가 자신에게 금지되어 있는 것에 몰두하려고 한다면 이는 예외이다. 즉각적으로 단호하게 제어하고 이에 대한 조치를 취해야 한다.)

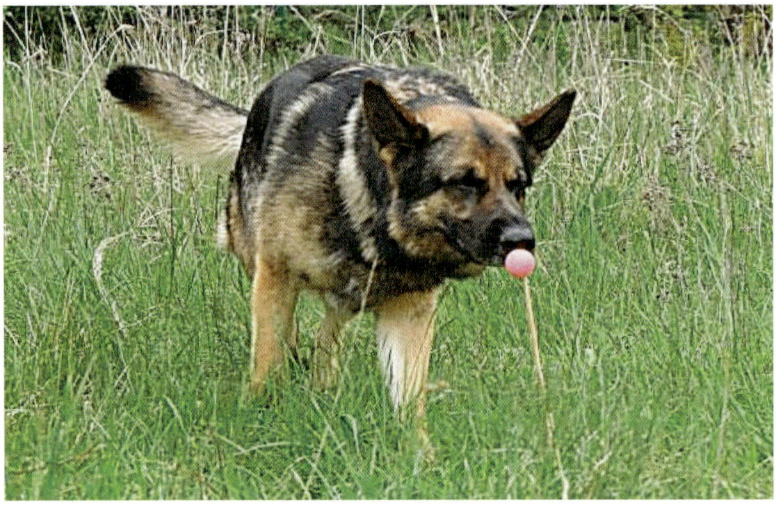

호기심은 모든 행동의 근원이 된다.

② 개가 원하는 호기심 어린 행동을 보이면 핸들러도 커다란 관심을 표명해주며, 이런 방식으로 응원하고 칭찬하며 개의 행동을 지원해준다.
③ 핸들러 자신이 개가 집중해야 할 사물들로 개의 관심을 유도해준다. 어린 개가 기꺼이 자신의 주인이 관심 있는 것을 발견하려고 노력하는 것을 볼 수 있다. 매우 집중적으로 그리고 아주 작은 소리가 들릴 정도로 한 사물을 킁킁거리면서 탐구하는 이러한 행동은 취각과 청각을 통해 나타난다.

2) 다른 동물들에 대한 중립적 행동

(1) 다른 개들에 대해

다른 개들에 대한 중립적인 행동에 관련해서는 2개의 상황이 전제될 수 있다. 개는 다른 개들과 어울려 놀려고 하거나 혹은 싸우려 할 것이다. 강아지와 자견들은 가능한 많은 동종의 무리들과 어울려 놀아야 하며(인간의 개입 없이), 이와 더불어 다른 개들에 대한 행동이 안정될 수 있다. 그리고 개가 멀리서 가능한 놀이동무를 발견했을 때, 이들을 향해 돌진하거나 혹은 핸들러로부터 멀리 이탈하도록 개에게 허용해서는 안 된다. 오히려 개를 놓아주기 전에 가능한 개를 붙잡지 않으면서도 잠깐 개 옆에 근접해서 유지하고 있어야 한다. 즉 약 20~30m(주변 환경에 따라) 정도의 반경에서 개가 주위를 움직이는 것에 익숙해져야 한다. 다른 개가 이제 설정된 가상의 범주 이내에 있다면 개에게 놀이를 허가해주고 더 이상 이들의 놀이에 관여하지 않도록 한다.

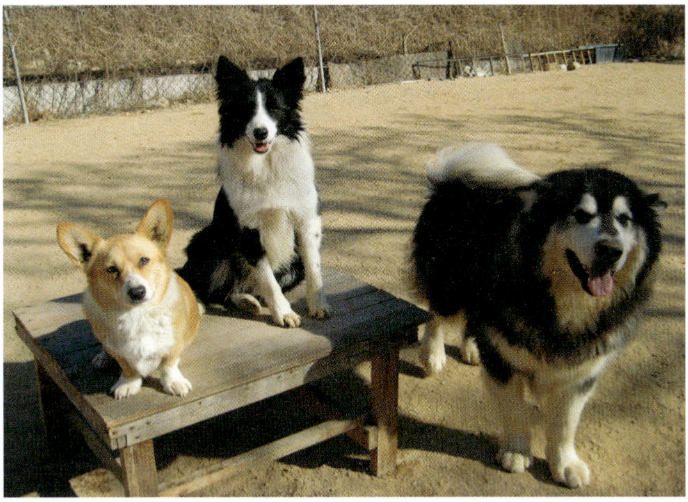

중립적이고 안정적인 성격은 적절한 관리와 훈련을 통해서 이루어진다.

명령어를 통해 개를 제어할 수 있는 가능성이 엿보이지 않는다면 흥분된 어조로 개를 부르면서 개의 반대 방향으로 도주하면서 유혹하는 것을 시도한다. 개가 놀이를 중단하고 쫓아오면 개를 진심으로 칭찬해준다. 이 모든 것이 도움이 되지 않는다면, 즉 개가 핸들러로부터 이탈하거나 멀리 도망치고 아주 재미있는 놀이에 푹 빠져있어서 개에 대해 영향을 미칠 수 없는 상황이 발생하는 때가 있다. 이런 때는 목적을 관철할 수 없는 경우가 발생한 관계로 개를 부르지 않는다. 대신 침착하게 조용히 합당한 기회를 기다리다가 명령어를 내리지 않고 개에게 줄을 매는 것이 옳은 방법이다.

수십 번 점차적으로 화가 난 목소리로 '이리와'라고 울부짖는 것보다 현명한 교육 방법이다. 다음번에는 그러나 보다 신속하게 이를 실행하며, 이탈하려는 행동을 처음부터 저지하도록 한다.

어떤 개도 애당초 '싸움꾼'으로 태어나지 않는다. 오히려 대부분 소유주에 의해 개는 투견으로 길들여진다. 우리가 개들 상호 간의 만남에서 적대시하고 오류적으로 행동한다면 개의 동종에 대한 천성적인 사회 행동의 발전을 방해하는 것이다. 다른 개가 접근할 때 불안해서 개를 제지한다면 개는 불안해하거나 혹은 팽팽해진 줄의 지원을 통해 '나의 대장이 바로 옆에 있다'라는 만용을 부릴 수 있는 가능성이 증대될 수 있다. 이 경우에 개는 곧바로 털을 세우고 으르렁거리기 시작하며, 상황은 처음부터 평화롭지 못하게 된다. 2마리의 개가 서로 만날 때 핸들러는 관여하지 않는 것이 보다 합당하다.

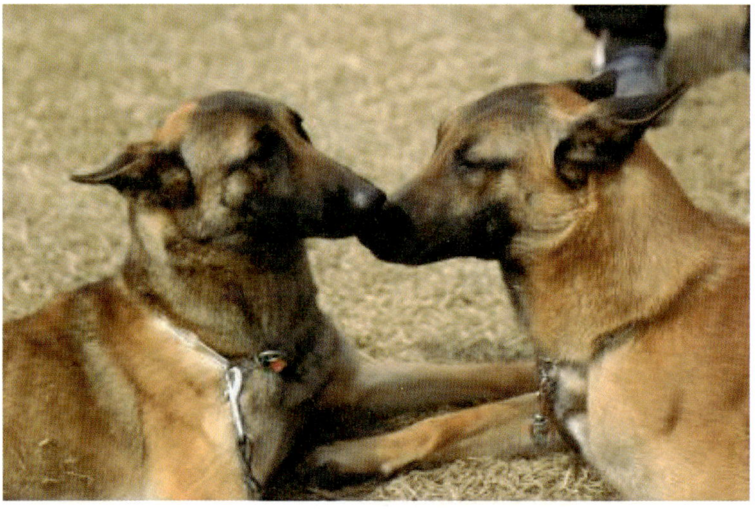

개들의 세계에서는 이러한 상황에 대한 확고한 규칙이 있으며, 이 규칙을 대부분 개들은 엄수하며 심각한 싸움으로 도출되지 않게 한다. 철부지 강아지가 성견에 의해 한 번 거친 억압을 통해 종속되었다 할지라도 강아지는 어떤 영구적으로 잔류하는 손상으로 인해 고통을 받지는 않는다(강아지가 성견에 의해 끊임없이 억압을 받지 않는다는 전제하에). 개 소유주들이 관여하지 않고 더 나아가 개를 구타하지 않는다면 일반적으로 개들 간의 싸움은 심각한 부상을 초래하지 않는다.

싸움 중에 개들은 소유주의 구타에 의해 발생되는 아픔을 싸움 상대방과 관련을 시킨다. 즉 "네가 나를 아프게 해? 기다려라, 본때를 보여주마!" 그리고 상황은 더욱 부정적으로 전개된다. 자신의 개가 물론 전형적인 싸움 개에 의해 공격을 받았다면 그리고 특히 힘이나 체형과 관련해서 서로가 아주 상이하다면 위험한 상황이 발생할 수 있다. 이때 개들을 서로 분리하려고 시도하는 것은 용기가 요구된다. 개들은 거의 앞이 보이지 않는 것처럼 주위의 모든 것을 물려고 하며, 상황에 따라서는 소유주가 자신의 개에 의해 심하게 물릴 수 있는 위험도 크다.

상기 서술된 내용들이 "내 개는 아무 짓도 하지 않아" 혹은 "그래 봐야 사소한 것들이야"라는 주제하에 자신의 개를 방임한 채로 이리저리 돌아다니게 놔두어도 된다는 것을 말하는 것은 아니다. 성견 수컷들 중에서는 특히 아주 우월성이 강하고 자만심에 가득 찬 개들이 있으며, 이에 부합되게 행동하는 개들이 있다. 이러한 개들은 다른 개들과 만남에서 자신의 높은 서열을 절대적으로 포기하려고 하지 않는다. 이러한 개가 자발적으로 복종하려고 하지 않는 개를 만나게 되면 상호 간에 심각한 싸움으로 번질 수 있거나 혹은 소유주들의 과격한 관여를 통해 서로가 무승부로 갈라서게 된다. 이 2마리 개에게서 발생 가능한 싸움은 또한 소유주들의 행동에 좌우된다.

2마리 개들 사이에서 이미 분명하게 느낄 수 있을 정도의 긴장이 고조되었다면 소유주의 단 한마디의 말, 더 나아가 소유주의 근접성은 싸움을 촉발하는 동인이 될 수 있다('지원' 효과). 가장 최상의 방법은 개들로부터 멀리 떨어져서 각자가 자신의 개를 멀리서 가능한 한 단호하게 그러나 친절하게 부르는 것이다. 이는 우리 목소리에 우리도 모르게 담겨진 공격성이 개에게 전이되기 때문이다.

우리의 개가 싸움꾼이 아니라고 할지라도 사고는 발생할 수 있다. 일반적으로 이는 비극적이지도 않으며, 특별하게 걱정을 야기하지도 않는다. 그러나 구조견이 투입되는 활동 현장에서는 어떤 상황이든지 저지되어야 한다. 암컷들은 아주 혹독한 싸움을 하곤 한다. 이 싸움은 또한 소위 '의례적인 싸움'에 한정되지 않는다. 암컷들이 상대방의 복종을 대부분 경우에 수용하지 않기 때문에 여기에서 부상을 완전히 배제할 수 없다. '의례적 싸움'은 상대방을 해치지 않고 확고한 규칙에 따라 진행되는 싸움을 말한다. 이 싸움형태는 상대방을 물리적으로 전투력을 상실하게 하는 '상해를 목적하는 싸움'의 반대어이다. 현장투입에서 모든 관계자들은 자신의 힘과 정신을 개싸움과는 다른 일을 위해 사용해야 한다. 위기 상황을 더 이상 저지할 수 없게 되었다면 핸들러들은 조용히 그리고 신중하게 반응해야 한다. 물론 이러한 상태로까지 상황이 악화되어서는 안 된다.

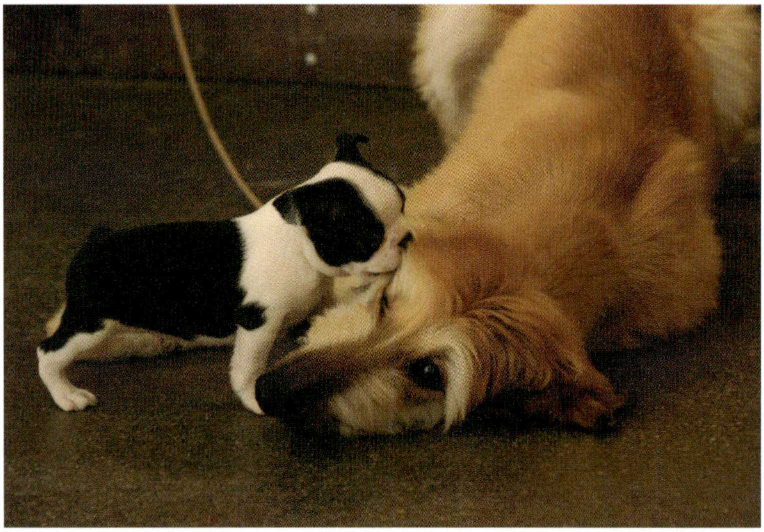

어릴 때부터 다른 개와 접촉을 하는 것은 사회성 형성에 좋은 영향을 준다.

개는 현장 투입에서 수색작업 전이나 후에는 일반적으로 줄에 매여있어야 한다. 이는 물론 불안에 의해 개를 제지하기 위해서가 아니며 보다 합당한 제어를 하기 위해서이다. 구조견들은 협소한 공간(예를 들어 운송 과정)에서 다른 개들과 함께 서로 반목하지 않고 공존할 수 있어야 한다. 활동 현장은 개들 상호 간의 과시행동을 하기 위해 올바른 장소나 시간이 아니다. 개들은 가능한 중립적으로 행동해야 한다. 놀이 혹은 수컷과 암컷 간의 관심행동 또한 허락되지 않으며, 이것은 단지 소요만을 야기할 뿐이다. 공격성의 어떤 징후도 핸들러는 즉각적으로 단호하게 억제해야 한다.

재난 지역에서는 자주 주인을 잃어버린 많은 종류의 가축동물이 배회하며, 야지수색에서는 야생동물들이 갑작스럽게 출현할 수 있다. 구조견은 자신의 작업에서 이로 인해 주의가 흐트러져서는 안 된다. 구조견이 실종된 인명을 찾는 것보다 토끼를 쫓는 것을 더 좋아한다면 시험에서 아무리 좋은 성적을 거둔다 할지라도 무슨 소용이 있겠는가? 구조견이 자신의 임무에 집중하기보다는 분명한 의도를 가지고 닭들을 곁눈질한다면 누구에게 도움이 되겠는가?

가장 간단한 방법은 우리의 개가 다른 동물들과 함께 성장하거나 혹은 함께 살거나 그리고 최소한 이들을 괴롭히지 않도록 교육과 훈련을 하는 것이다. 이때 자주 진정한 교우관계가 생성되기도 한다. 모든 구조견이 다른 동물들에 대해 자제할 수 없지만 핸들러는 자신의 개가 가능한 중립적으로 행동하도록 주의를 기울여야 한다. 문제가 발생하면 대부분 야생동물, 조류 그리고 고양이들이 원인이며, 문제 원인은 대부분 오해에 근거하거나 혹은 사냥 그리고 몰이충동의 잘못된 발현이다.

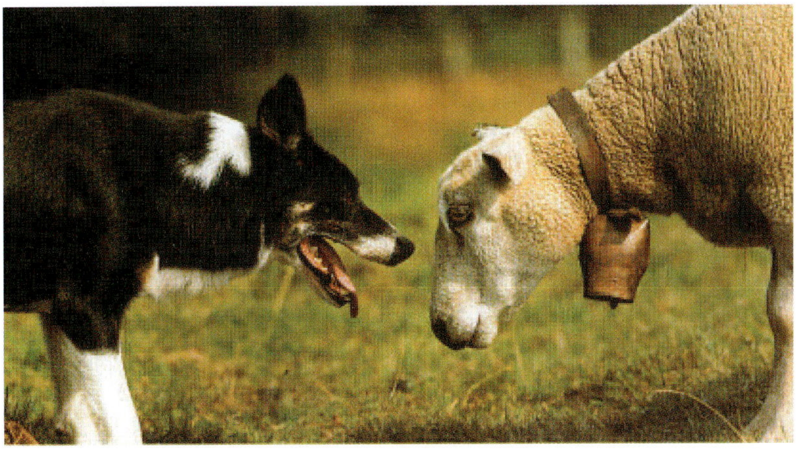

다른 동물들과의 우호적인 성격 형성을 위한 노력은 어렸을 때부터 실시해야 한다.

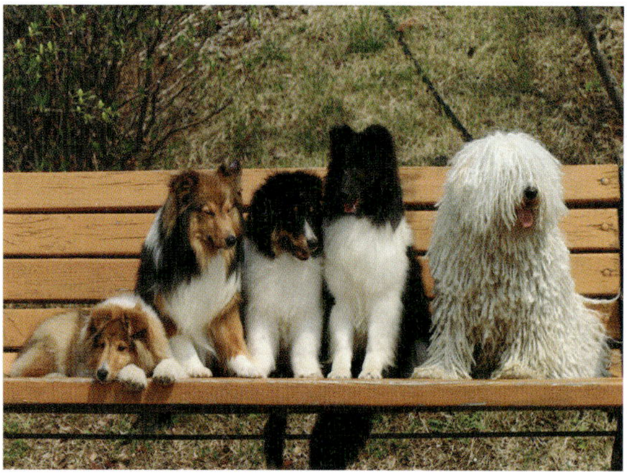
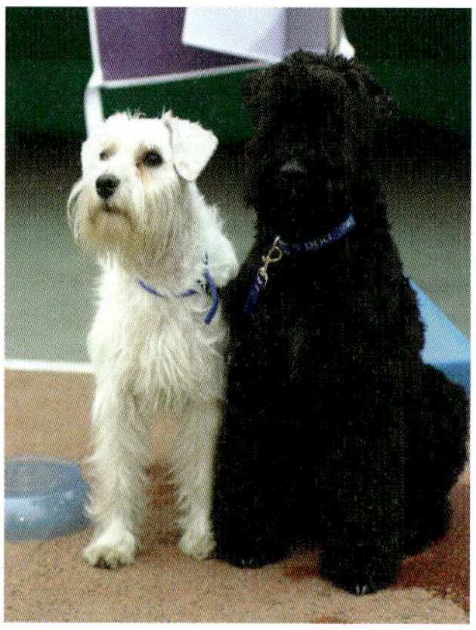

(2) 고양이와의 관계

개와 고양이 사이의 소위 천성적인 적대관계는 허황된 이야기이다. 이 두 동물이 처음으로 맞부딪히게 되면 분명히 오해가 발생할 수 있는 상호간의 '언어소통에 대한 어려움'이 있다. 어린 개는 호기심에 의해 고양이에게 접근하며 함께 놀려고 시도한다. 강아지는 더 나아가 기뻐서 꼬리를 흔들게 된다. 이때 고양이에게는 즉시 적색경보가 발령이 되며, 고양이 언어에서 꼬리 흔들기는 '주의, 공격'을 의미하기 때문이다. 고양이는 강아지의 선의의 행동에 대해 꼬리 흔들기로 경고를 하게 된다. 고양이가 꼬리를 흔들면 불만에 가득 찬 상태이거나 혹은 꼬리 종단부가 쥐를 잡기 위해 매복해 있을 때처럼 최대의 집중에 의한 경련을 일으키게 된다.

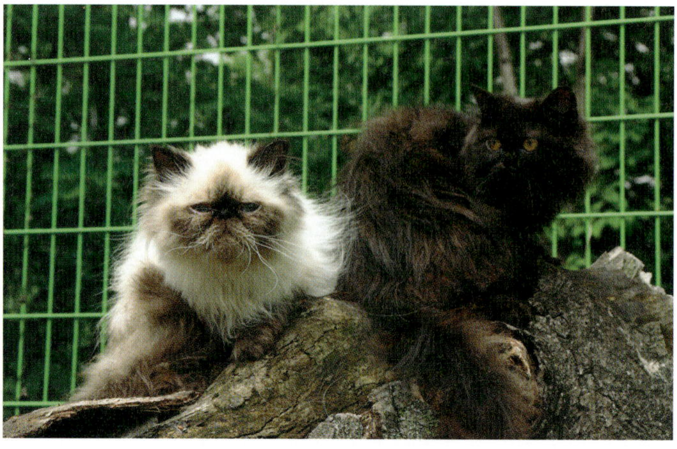

바짝 치켜 올라간 꼬리는 어떤 경우든 긍정적인 것을 암시하지 않는다. 이때 개는 자신의 놀이 요구가 받아들여진 것에 열광해서 고양이에게 발을 뻗어 건드린다. 네가 먼저 시작하라는 의미에서. 이때 고양이도 발을 들게 된다. 물론 이러한 고양이의 행동이 "조심해, 한 주먹 날아간다"를 의미하는 것을 강아지는 알지 못한다. 강아지가 이제 적극적으로 한 발자국 고양이에게 다가서면 불행은 발생하게 된다. 강아지의 코에서는 피가 흐르고 앞으로 살아가는 동안에 고양이에 대한 반감을 가지게 된다. 우리의 개가 고양이와 친숙하게 지내기를 원한다면, 개와 지낸 경험이 많고 개에게 우호적인 고양이를 통해 사교하는 것이 최상의 방법이다.

(3) 야생동물과 조류

개가 본능적인 사냥 욕구에 의해 야생동물, 조류 혹은 고양이에 대해 열정적인 몰이꾼이 되어 버렸다면 이에 대한 교정은 거의 불가능하다. 이러한 이유로 개가 이렇게 되도록 처음부터 허용해서는 안 된다. 사냥 및 몰이충동의 충족은 개에게 있어서 상당한 즐거움을 제공하며 중독이 될 수 있기 때문에 이러한 충동이 발전되도록 어떤 기회를 제공해서는 안 된다.

어떤 개들에게서는 약하게 그리고 어떤 다른 개들에게서는 강하게 생성된 사냥 및 몰이 경향들을 즉시 인식해야 하며 가능한 조기에 제거해야 한다. 강아지들은 미숙하게 닭의 뒤를 쫓으며 결코 닭에게 손상을 입히지는 않는다. 그러나 강아지는 사냥의 쾌감을 알게 되며, 여기에 빠지게 된다. 이를 방임하게 되면 향후에 큰 어려움을 주게 될 행동을 고착화시키고 있는 것이다.

강아지는 어떤 몰이든지 자신을 위해 불쾌한 결과가 도출된다는 것을 배워야 한다. 개에게서 사냥충동을 제거하기 위한 보조 수단의 종류는 천둥소리 같은 '안돼'에서부터 목 주위의 털을 잡고 흔들기 그리고 교정 체인 투척까지 다양하다. 어린 개들은 이런 방식으로 쉽게 영향을 줄 수 있다. 다른 동물들에 대한 사냥과 관련되어 있다면 절대적으로 단호해야 한다. 몰이도 또한 고통이 따라야 한다. 이는 항상 어디에서고 기어가고 도망

가는 모든 것에 일괄적으로 적용되어야 한다. 그러나 반드시 유념해야 할 것은 몰이는 개에게 고통을 주지만, 재미있는 사냥 후에 핸들러에게 돌아오는 것은 그렇지 않다는 것이다(개에 대한 분노를 억제하는 것이 쉽지 않더라도 핸들러는 돌아오는 개에 대해서 처벌을 가하지 않는다).

개가 우리 곁에 있을 때 개를 처벌하면 개는 이 처벌을 어떤 경우든 자신이 했던 몰이 행동과 연결해서 생각하지 못한다. 이에 대한 결과는 다음에 닭 혹은 토끼를 보았을 때 개는 다시 뒤를 쫓으며, 자신의 마음이 가는 대로 사냥몰이를 한 후에 아주 마지못해서 돌아온다(벌을 받기 때문에). 이때 최상의 방법은 개에게 아무 말도 하지 않고 줄을 잡고 흥분이 가라앉을 때까지 개를 무시하는 것이다.

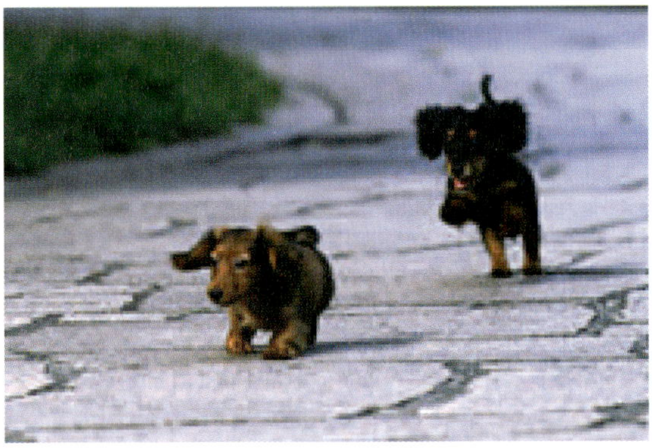

개가 한 번이라도 사냥의 쾌락을 알게 되었다면 이에 대한 교정은 상당히 어렵다. 이제는 개보다 먼저 생각하고 조속하게 반응하는 것이 중요하다. 개가 닭 뒤를 쫓기 위해 스퍼트를 할 때 개에 대한 심판이 즉각적으로 내려져야 한다. 우리가 상황을 제어하는 데에 있어 절대적으로 문제가 없다면 이러한 상황을 의도적으로 재현해서 개의 닭 몰이 성향을 영구히 제거할 수 있다. 그러나 개가 우리보다 빠르다면 긴 줄(약 10m)을 사용해서 개가 사냥을 시도하려고 할 때 아주 큰소리로 '안 돼' 명령어와 잡아당겨서 좌절시킬 수 있다. 줄에 맨 상태에서 신사적인 행동을 대부분의 개는 아주 조속하게 배우지만, 줄에 매지 않은 상태에서 개들은 자신을 통제하지 못한다. 충동이 자기제어보다 더 크기 때문이다. 교정 체인이나 긴 줄 외에 특별하게 심각한 경우들을 위해 극단적인 방식들이 있다.

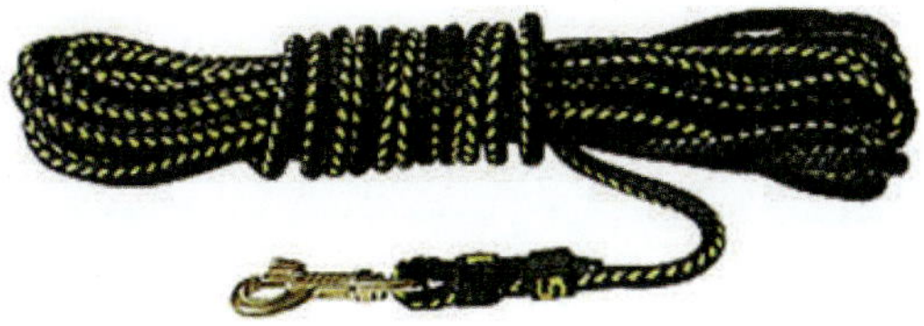

수색줄

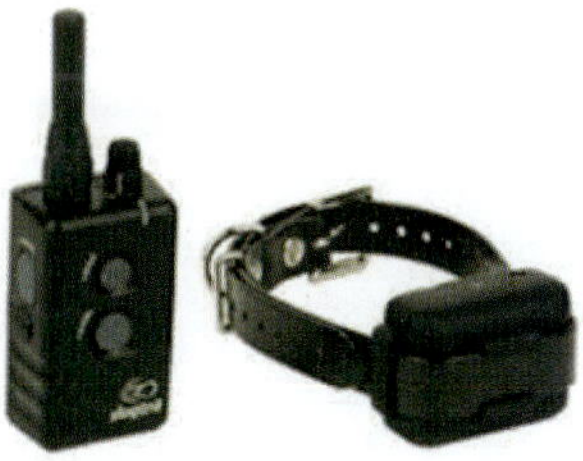

원격 조정기

많은 논란이 되고 있는 원격 교정기(원격 조종을 통해 기능을 on/off 할 수 있으며, 개 목 주위에 착용하는 전기충격 기기)가 여기에 속한다. 우리의 시각으로 이러한 장비의 활용은 몰이와 사냥이 완전하게 습관이 된 성견의 교정을 위한 마지막 수단으로서 간주되어야 한다. 그리고 어떤 경우든 이러한 장비는 정말로 경험이 많고 사려 깊은 교육관에 의해 사용되어야 한다. 그렇지 않을 경우 돌이킬 수 없는 오류적인 결합이 도출될 수 있다. 단시간의 전기적 작용은 정확하게 합당한 시점에 이루어져야 하며, 그렇지 않을 경우 이 장비의 사용은 동물학대가 될 수 있다.

야생동물들을 만날 때마다 사라지거나 다른 사람을 위험에 빠뜨리는 개(구조견으로서 적합성에 대한 논의는 배제하고라도)와 이탈하려는 개를 적시에 잡기 위해 스라소니처럼 주변 지역의 야생동물들에 대해 신경을 쓸 필요 없이 조용히 줄에 매지 않고서도 산책을 갈 수 있는 개, 그리고 토끼들이 뛰어나올 수 있는 덤불 속으로 실종된 인명의 수색을 위해 아무 염려 없이 보낼 수 있는 개, 우리가 개를 일생 동안 줄에 매고 다니는 것을 희망하지 않는다면 상기 언급된 첫 번째 경우는 지속적으로 스트레스가 되며 삶의 동반자가 되기에는 무리가 있다. 혹은 이런 개가 순식간에 고통을 느끼고 이와 더불어 남은 일생 동안 사냥 열정으로부터 해방된다면(자체적인 실험에 따르면 전기가 흐르는 방목지 울타리를 우리가 건드릴 때 느끼는 충격과 비교할 수 있다) 어떤 긍정적인 삶이 이 개를 위해 앞으로 기대될 수 있는지를 상상할 수 있다.

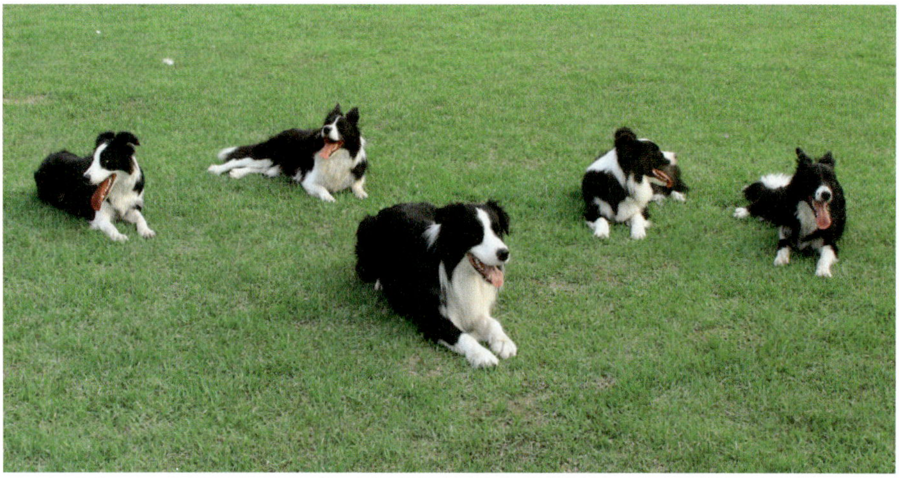

어릴 때부터 다른 동물 또는 다른 개와 자주 접촉을 한 개들은 사회성이 매우 뛰어나다.
디스크 도그 게임을 하던 보더콜리들이 휴식을 취하고 있다.

04 통보

통보란 알려주는 행위를 말한다.

재난 지역에서 실종자를 발견했을 때, 핸들러에게 알려주는 행동을 하는데 이때 짖음, 발을 사용한 파헤침 또는 스틱 가져오기가 통보에 해당된다.

1) 모든 구조견 훈련의 기본으로서 통보

후각동물로서 개는 인명 및 물품 수색을 위한 선천적인 능력을 타고났다고 말할 수 있다. 훈련 구축과 트레이닝에서 오류가 발생하지 않았다면 대부분 개들은 열정적으로 수색을 한다. 그러나 개가 특정 방식으로 실종된 혹은 매몰된 실종자를 어디에서 발견했는지를 핸들러에게 확실하고 분명하게 보여주는 것이 요구된다면 물론 어려움이 발생한다. 모든 구조견은 동일한 통보 방식을 습득했다 할지라도 발견 위치에 따라 서로 상이하게 반응하기 때문이다.

신중하고 숙련된 핸들러는 개의 행동을 통해 상황에 따라서는 요구조자의 위치와 상태에 대한 귀중한 귀납적 추리를 할 수 있어야 하며, 그리고 정확하고 명료한 구조견의 통보 없이는 전체 구조견 작업은 어떤 의미를 갖지 못한다. 이러한 통보가 어떤 상황에서든 우연에 맡겨져서는 안 되기 때문에 통보는 구조견 훈련에서 특별한 중대성을 가진다. 어떻게 통보해야 하는지에 대한 특정 통보 방식을 핸들러는 개에게 습득시켜야 한다. 이때 핸들러는 상이한 통보 방식 중에서 하나의 특정 방식을 결정하기 전에 각 통보 방식의 장점·단점과 특히 적용 분야에 대해 정확하게 인지하고 있어야 한다.

통보는 우선적으로 수색에 대한 부담 없이 개에게 습득되어야 한다. 순수한 통보 훈련 중 수색작업에서 실종자 및 매몰자에 대한 통보 훈련으로 전환은 대부분의 경우에 문제없이 이루어진다. 이러한 분리된 접근 방식의 장점은 특히 개가 은폐 장소에서 원하는 통보가 이루어질 때까지 오랜 체류와 핸들러 그리고 도우미의 직접적 영향으로 인해 수색 의욕과 수색 충동이 저하되지 않는다는 데 있다.

(1) 다양한 구조견의 통보방식과 활용

① 짖음을 통한 통보

- 실행방식

  개는 가장 집중적으로 인간의 체취가 발생하는 장소에서(예를 들어 폐허 지역에서 상승하는) 대기하면서 혹은 개방된 장소에 소재한 요구조자에 근접해 대기하면서 핸들러가 자신에게 도달할 때까지 지속적으로 짖음을 통해 위치를 알려준다. 핸들러는 개의 짖는 소리를 통해 요구조자의 발견 장소를 인지한다.

- 장점

  - 통보는 분명하다. 개가 핸들러의 시야에서 벗어나서 작업을 하고 있더라도 소리를 통해 인지될 수 있다(주변에서 음향적인 방해 요소가 있을 경우에는 예외).

- 통보는 발견이라는 성공체험과 직접적으로 결부되며, 즉각적으로 이루어진다.

● 단점

- 매몰되어 있지 않은 요구조자는 근접해서 짖는 개를 통해 불안감에 빠질 수 있다(특히 야지 수색에서).

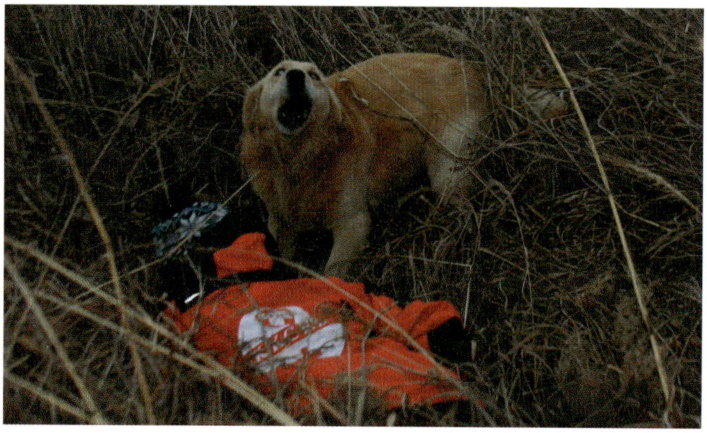

야지수색에서 구조견은 짖음과 스틱을 통해 실종자의 발견을 알려 준다.

- 핸들러가 올 때까지 요구조자에 근접해서 대기하고 있어야 하기 때문에 요구조자가 대기하고 있는 개에게 어떤 영향을 미칠 가능성이 존재한다.
- 개의 짖음이 들리지 않을 경우가 있다. 예를 들어 다른 소음과 중첩될 수 있으며, 핸들러가 발견 장소의 특성으로 인해 짖음을 청각적으로 인지할 수 없는 경우도 발생할 수 있다(분지에서 등).
- 핸들러는 짖음을 듣지만 위치 파악에 어려움을 가질 수 있다. 전체를 살펴보기가 불가능한 야지에서는 때때로 핸들러가 자신의 개를 찾을 때까지 많은 시간이 소요될 수 있다. 이때 모든 개가 오랜 시간 동안 한 장소에서 신뢰성 있게 짖지 않는다는 것에 유념해야 한다.
- 수색에 의해 기력이 소모된 개가 요구조자를 발견하고, 이를 다시 짖음을 통해 핸들러에게 통보하는 것은 개에게 많은 체력적

스트레스를 유발할 수 있다.

- 매몰된 요구조자에게서 순수한 짖음을 통한 통보는 대부분 정확한 요구조자 위치 파악 가능성을 충족시키지 못한다.

• 활용

- 야지 수색
- 재난 수색. 지반의 특정 형태로 인해 파는 것이 불가능할 경우(개의 행동을 통해 그러나 요구조자의 체취 흐름 방향과 원천이 분명하게 인지되어야 한다)

② 파헤침을 통한 통보

• 실행 방식

개는 매몰된 요구조자로부터 지면으로 상승하는 체취가 가장 집중적인 장소를 열정적으로 파헤친다.

• 장점

실종자 체취의 흐름과 원천의 정확한 위치 파악이 가능하다.

• 단점

핸들러는 자신의 개와 항상 시각 접촉을 유지해야 한다.

• 파헤침의 활용

- 눈사태 수색
- 재난 수색(제한적 사용) (BRH[4]의 시험규정은 짖음과 파헤침을 통한 통보를 규정하고 있다)

③ 짖음과 파헤침을 통한 통보

• 실행 방식

개는 매몰된 인명의 체취가 가장 집중적으로 발산되는 장소에서 열정적으로 짖고 파야 한다.

• 장점

- 분명하고 확실하게 듣고 볼 수 있는 통보 방식
- 개가 핸들러의 시야 밖에 있다 하더라도 짖음을 통해 그리고 짖

4) BRH (Bundesverband Rettungshunde e.V): 독일에서 가장 규모가 큰 민간구조견 단체

음이 주변에서 작동 중인 기계로 인해 청각적으로 들을 수 없다 하더라도 파헤침을 통해 시각적으로 개의 통보는 핸들러에 의해 인지될 수 있다.

- 실종자 체취의 흐름과 원천이 정확하게 파악될 수 있다.

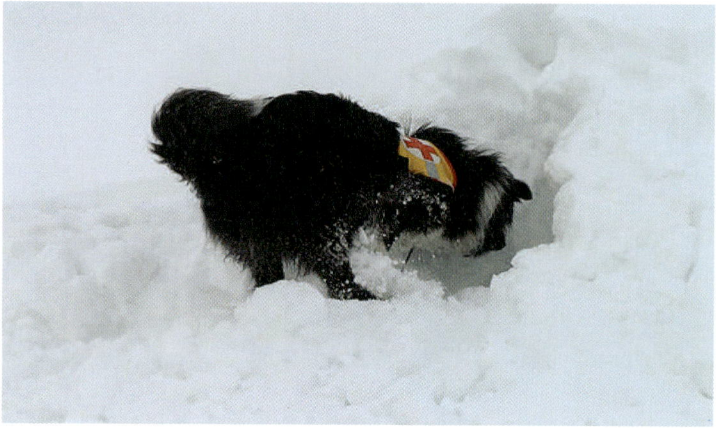

눈사태 구조견은 발을 사용한 파헤침을 통하여 실종자의 위치를 통보한다.

- 단점

개가 핸들러 시야에서 벗어나서 시끄러운 주변 소음 속에서 통보하지 않는 한 단점은 없다.

- 짖음과 파헤침의 활용
  - 눈사태 수색
  - 재난 수색

④ 물체를 통한 통보(스틱 통보 방식)

- 실행 방식

구조견은 요구조자를 발견하면 특정 물체를 입에 물고 자신의 핸들러에게 돌아간다. 핸들러는 개로부터 물체를 받아들고 줄에 맨 상태로 혹은 줄에 매지 않고 회귀하는 개의 뒤를 쫓아 요구조자에게 인도된다.

- 참조

통보를 위해 개가 요구조자 근처에서 우연하게 발견하는(작은 막대기 등) 물체를 가져올 경우에는 아주 문제가 많다. 특히 선호되는 물체가 주위에 없는 경우에는 문제가 발생할 여지가 보다 커진다. 구조견이 투입되는 현장에서는 스틱이 통보를 위한 물체로써 아주 합당한다는 것이 증명되었다. 스틱은 개의 목줄에 매달 수 있는 가죽제품이거나 혹은 이와 유사한 제품이며, 개는 요구조자 발견 즉시 이를 입에 물고 와서 핸들러에게 요구조자를 찾았다는 확신을 준다.

- 장점
  - 통보는 발견 순간에 자발적으로 즉시 이루어진다(스틱을 입에 물음).
  - 구조견은 실질적으로 조용히 소리 없이 작업하게 된다.
  - 요구조자 발견 시 머무는 시간이 짧다. 요구조자는 개를 통해 불안해지거나 혹은 개에게 어떠한 영향을 미칠 수 없다.
  - 요구조자는 어떤 방식으로든 개로부터 성가심을 당하지 않으며, 개는 각 통보 훈련을 위해 적용된 방식에 따라 내재된 기쁨 혹은 스틱 가져오기를 통해 해소할 수 있다.
  - 통보는 분명하며, 개는 핸들러를 요구조자가 있는 곳으로 안내한다.
- 단점:
  - 특히 밀집된 수풀 혹은 빽빽하게 잡목들이 들어 차 있는 곳에서는 스틱이 걸려서 목줄에서 떨어지거나 혹은 개가 걸려버릴 수 있다.
  - 날씨가 무더울 경우 혹은 체력 소진으로 인해 심하게 헉헉거리는 개는 통보하기 위해 물고 있던 스틱을 떨어뜨릴 수 있다(이러한 상황에서는 또한 어떤 개도 기꺼이 짖으려고 하지 않을 것이다).

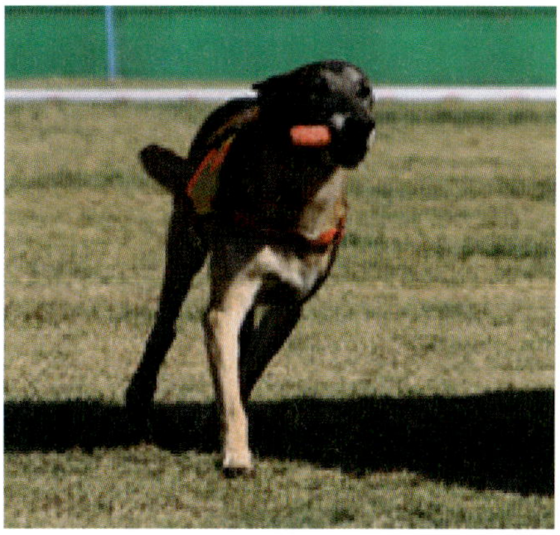

훈련 6개월에 실종자를 찾았던 발군의 구조견 '캐시'가 스틱 통보를 하고 있다.

- 개가 핸들러에게 통보를 위해 가는 길에 주의를 분산시키는 어떤 산만한 상황으로 인해 스틱을 떨어뜨릴 수 있으며, 개가 이를 다시 입으로 무는지에 대해서는 장담할 수 없다.
- 훈련의 불확실성으로 인해 요구조자가 없는데 습관적으로 스틱을 물고 올 수가 있어 허위 통보를 할 가능성이 있다.

• 활용: 야지수색

⑤ 자유통보

• 실행 방식

개는 요구조자를 발견, 확인하고 즉시 핸들러에게로 되돌아간다. 개는 핸들러에게 특정 행동을 보여줌으로써 자신이 발견했다는 것에 대해 주의를 환기시킨다. 이때 개의 행동 양식은 무언의 바라봄과 행동에서 핸들러의 옷 혹은 줄의 접촉까지 다양하다. 그리고 개는 핸들러를 신속히 요구조자에게 안내한다.

• 장점

- 개는 어떤 물체(스틱)에 의한 부담을 갖지 않는다.
- 개는 대부분 소리 없이 작업한다.
- 요구조자는 개를 통해 위협을 느끼거나 혹은 성가심을 당하지 않는다.
- 개는 핸들러를 요구조자에게 인도한다.

• 단점

- 핸들러는 자신의 개를 정확하게 '독해'할 수 있어야 하며, 행동 방식을 올바로 이해할 수 있어야 한다.
- 핸들러에 대한 통보는 발견 시점으로부터 시간적으로 이격되어 있다. 이 사이 시간 동안 개의 주의를 떨어뜨릴 수 있는 어떤 산만한 상황으로 인해 개가 자신의 통보를 '잊어버릴 수 있는' 위험이 존재한다.
- 핸들러의 기대 심리로 인해 오통보 위험이 다른 통보 방식에서보다 크다.

- 물체를 통하지 않는 통보는 불안정한 통보로서 분류될 수 있다 (이 통보방식은 단지 미국에서만 관찰할 수 있다).

- 짖음과 파헤침을 통한 통보의 구축

  이 통보 방식은 모든 구조견 작업을 위해 보편적으로 사용될 수 있다. 각 활용 목적에 따라 짖음 혹은 파헤침은 강조되며 보다 촉진된다. 야지 수색에서 일반적으로 짖음을 통한 통보가 활용된다 할지라도 통보 연습에서는 처음에 은폐된 인명에 대한 통보로 시작하는 것이 보다 유용하다. 은폐 도우미에게 직접적인 접근이 불가능하면 대부분 개에게는 짖음이 본질적으로 보다 수월하게 나온다. 개가 은폐된 도우미에게서 확실하게 통보할 경우에 비로소 은폐되지 않은 인명으로 훈련하는 것이 권장된다. 특히 자극 방식의 활용에서는 개방된 자세로 누워있는 도우미로부터 아주 섬세한 감각이 요구된다.

2) 무리 방법을 통한 구축

본 구축 훈련은 3~4개의 부분 단계로 분할할 수 있다.

① 개는 은폐 장소에 앉아있는 자신의 핸들러와 시각적 접촉이 가능하다.

② 개는 은폐 장소의 핸들러와 시각적 접촉이 불가능하다.

③ 은폐 장소에서 핸들러는 개가 알지 못하는 제3자와 함께 위치한다(시각접촉 없음).

④ 은폐 장소에는 단지 개가 모르는 제3자만이 위치한다(시각접촉 없음).

(1) 단계 ①과 ②(핸들러 은폐 장소 위치)

이 훈련은 핸들러와 시각적 접촉이 불가능한 상태에서 반복된다.

(2) 단계 ③(핸들러와 제3자 은폐 장소 위치)

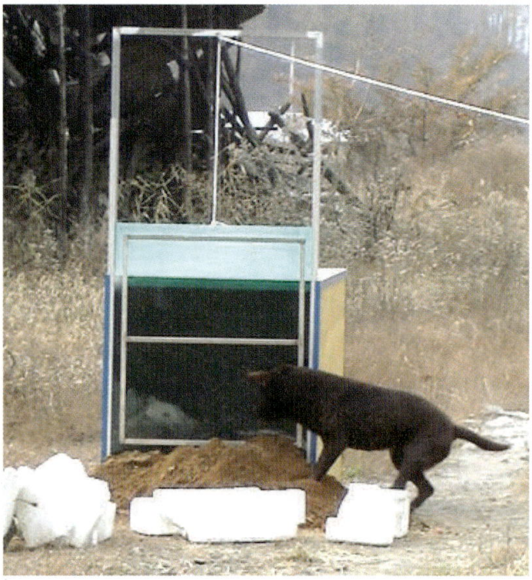

핸들러는 개의 시야에서 개가 알지 모르는 제3자와 함께 은폐 장소로 들어간다. 그리고 은폐 장소는 폐쇄되고 가능한 한 파헤치기 쉬운 재질(모래, 흙, 눈 등)로 입구를 봉쇄한다. 잠시 후에 개를 잡고 있는 제2도우미(훈련사 등)는 개를 '찾아'라는 명령과 함께 은폐 장소로 보낸다.

목줄은 이때 개에게서 제거한다. 개가 은폐 장소에서 합당하게 통보하고 가능한 의욕적으로 파헤쳤다면(은폐 장소 입구를 봉쇄한 물질이 눈일 경우에는 동굴 안으로 파고 들어갔을 경우) 개는 핸들러와 제3자에 의해 진심 어린 칭찬을 받는다. 그리고 목줄을 다시 채운다. 단계 ③은 제3자에 대한 친화성이 떨어지는 개를 위해 제3자와의 관계를 증진시킬 수 있는 한 방법일 수 있다. 합당하게 기본이 되어 있는 개들은 제3자에 대해 거부반응을 보이지 않기 때문 이 단계는 대부분 간과될 수 있다.

(3) 단계 ④(은폐 장소에 제3자만이 위치)

제3자가 부르고 손뼉치기 등을 통해 개의 주의를 환기시키면서 개의 시야에서 은폐 장소로 이동해서 숨는 동안에 핸들러는 개를 잡는다. 핸들러는 개의 주의를 환기시키고 동시에 제지를 통해 (양손으로 개의 흉부를 잡으면서) 타인을 쫓아가려는 개를 더욱 고무시킨다. 은폐 장소가 폐쇄되면 핸들러는 '찾아'라는 명령어와 함께 개를 보낸다(목줄은 사전에 제거한다).

개가 은폐 장소에 도착하자마자(즉 발견하자마자) 핸들러는 격려하는 목소리로 '찾아'라는 명령을 내려주면서 짖음과 파헤침을 유도한다. 이제 다음 시도에서는 은폐 장소가 개가 관찰하지 못하도록 상황을 조성해서 폐쇄한다. 핸들러는 자신의 개를 지원과 칭찬을 통해 과도하게 고무시켜서는 안 된다. 즉 핸들러는 개의 바로 뒤를 쫓아서는 안 되며, 어느 정도의 간격 유지를 염두에 두어야 한다. 처음부터 합당하게 훈련이 구축되었다면 이제 핸들러는 자신의 개를 은폐 장소에서 약 10~25m 정도 떨어진 곳에서 보낸다. 개가 도우미를 발견하면 핸들러가 개에게로 이동하고 강력하게 칭찬하고 은폐 도우미에게 들여보내기 위해 입구를 개방할 때까지 핸들러는 개를 보냈던 시작장소에서 대기해야 한다. 개는 은폐 장소에서 가능한 독자적으로 통보를 실행해야 한다. 이때 바람직한 행동은 칭찬을 통해 확인되며 강화된다.

개가 제3자와 신뢰할 수 있을 정도로 작업하면 이제 다른 장소에서 새로운 은폐 장소를 구성하고 훈련한다. 개는 한 은폐 장소에서 충분하게 숙달될 정도로 훈련이 되어야 하지만, '싫증이 날 정도로' 훈련이 되어서는 안 된다. 그렇지 않을 경우 개는 통보 훈련에 대해 급속도로 흥미를 상실하며, 작업에 대한 집중도는 현격히 감퇴된다.

(4) 은폐 장소에서 확실한 대기

통보 훈련에는 또한 다음의 요소들이 부가되어야 한다(핸들러의 시야 밖에서 통보).

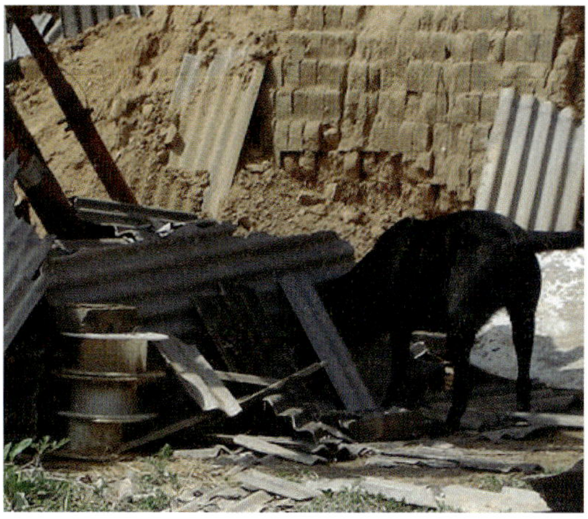

핸들러는 상기의 훈련에서처럼 10~15m 거리를 두고 은폐 장소로 개를 보낸다. 개가 통보 장소에서 짖고 파헤친다면 핸들러는 조용히 그리고 천천히 근처에 위치한 엄폐물로 이동한다. 이는 그러나 어떤 경우든 은밀하게 행해져서는 안 되며, 개가 이를 인지할 수 있도록 해야 한다. 핸들러는 엄폐물로 가는 동안과 엄폐물에 도착한 후에 개에게 여러 번 격려하는 듯이 '찾아-짖어'를 명령을 내린다. 훈련이 완성되지 않은 대부분의 개들은 통보 중에 때때로 핸들러와 시각 접촉을 갖고자 하며, 이러한 정황에서 개는 핸들러의 현재 위치를 확인하고자 한다(그렇지 않을 경우 개는 핸들러의 갑작스러운 사라짐에 놀라서 통보를 중단할 수 있다).

개가 자신의 임무에 대한 주의가 저하되거나 혹은 핸들러를 찾으려고 하거나, 더 나아가서 이로 인해 은폐 장소를 이탈하려고 시도한다면 핸들러는 엄한 목소리로 '찾아-짖어'를 명령하면서 개를 교정한다. 이때 은폐 도우미로부터 동시에 개가 위치를 이탈하지 않도록 하기 위해 도움 행위가 이루어져야 한다. 개가 자신의 통보를 속행하면 핸들러는 멀리서 개를 칭찬한다. 종국에는 핸들러가 개에게 이동하고 칭찬하고 은폐 장소를 개방한다(은폐 도우미와의 접촉은 아주 중요하다).

훈련의 난도 상승을 위해서 이제 핸들러는 단지 몇 초 정도만 개의 시야에서 사라지며, 이를 위한 첫 번째 시도에서는 개의 짖고 파는 행위가 저하되지 않도록 엄폐장소에서 핸들러는 목소리로 개를 격려해준다.

개가 도우미 은폐 장소에서 확실하게 대기하고 합당한 통보를 실행하면, 핸들러는 엄폐물 내에서 점차적으로 보다 조용히 태도를 취해야 하지만 개의 오류행동에 대해서는 즉각적인 교정을 해야 한다. 이제는 개가 은폐 도우미에게로 직접 파고 들어가면(파고 들어갈 수 없는 견고한 은폐 장소에서는 훈련 수준에 상응하는 통보 시간이 경과한 후에) 핸들러는 개에게 이동하며, '보조인'과 함께 충분하게 칭찬한다. 모든 통보훈련은 개가 현재 어떤 훈련 수준에 도달했는지와는 상관없이 개를 위해 즐거운 체험으로써 종료되어야 한다.

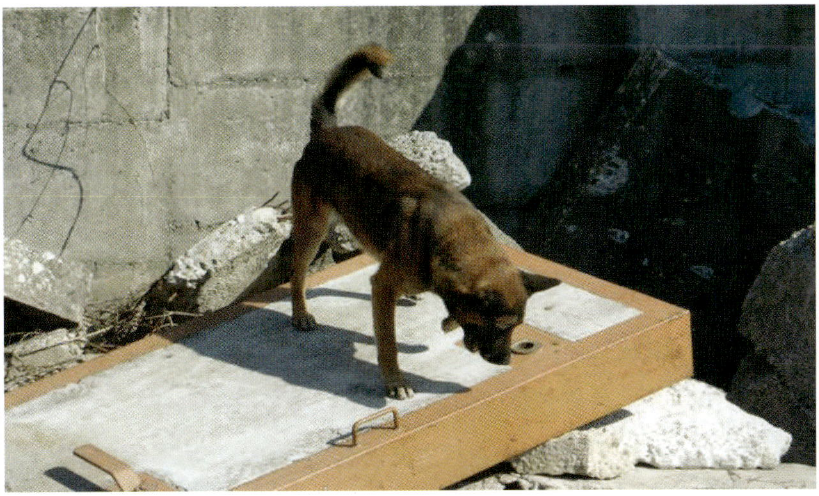

짖음 통보는 핸들러가 도착할 때까지 끊임없이 지속되어야 한다.

3) 먹이 방법을 통한 구축

이 방식은 통보구축 훈련에서 단지 하나의 보완이며, 이를 통해 제3자에 대한 개의 친화성 결여 문제 혹은 소원되는 행동의 강화로서(은폐 도우미에 대한 충동 강화) 기여할 수 있다. 오로지 이 방식만을 집중적으로 적용하게 되면 개는 인간을 찾지 않고 우선적으로 먹이만을 찾는 결과를 야기할 수 있다는 것에 주의한다. 극단적인 경우에는 개가 요구조자에게서 먹이를 찾고, 이를 발견하지 못하면 요구조자에 대한 관심을 상실하는 경우도 발생할 수 있다.

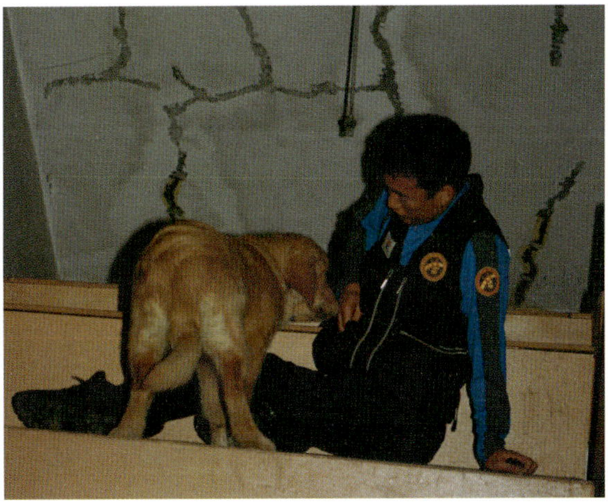

훈련 중인 어린 개가 사람을 찾고 보상을 기다리고 있다.

이 방식의 적용과 더불어 개가 배고픔을 통해 강하게 동기부여가 될 수 있다는 것에는 의심의 여지가 없다. 그러나 큰 단점은 배부른 개는 포만감으로 인한 동기 결여로 인해 수색을 열정적으로 이행하지 않는다는 데 있다(예를 들어 투입명령이 개가 포만상태에 있을 때 바로 내려진다면 문제가 발생할 수 있다).

그래서 먹이 방법을 통한 구축은 다음 2개의 방식으로 활용되어야 한다. 한 번은 개가 통보 후에 핸들러로부터 보상으로서 먹이 조각을 수령하는 것이며, 다른 방식은 개가 은폐 장소의 '보조인'으로부터 먹이를 받는 것이다. 첫 번째 경우에서는 개의 통보 행위가 저하되거나 혹은 핸들러에 대해(= 맛있는 먹이) 관심이 보다 증대되지 않도록 주의해야 한다. 두 번째 경우에서 은폐 도우미는 은폐 장소에 들어가기 전에 자신이 먹이를 가지고 있다는 것을 개에게 보여주어야 한다(나중에 이 보여줌은 없어진다). 개가 파헤치거나, 혹은 경우에 따라서는 은폐 장소가 개방되자마자 개는 보상으로서 먹이를 수령한다. 먹이 방식은 다른 방식들과 조합을 위해 아주 적합하지만 이때 먹이가 자체 목적이 되지 않도록 유의해야 한다.

4) 노획 방법을 통한 구축

실행 측면과 특성 측면에서 먹이 방식과 유사하지만 보다 본질적인 장점을 가지고 있다. 여기에서 개는 보상을 위해 먹이 조각이 아닌 노획물(공, 터그 등)을 수령한다. 특출한 노획 충동을 가지고 있는 개는 배가 고프지 않더라도 자신의 노획물을 성취하기 위해 충분하게 동기부여가 되어 있다. 노획 방식은 더 나아가서 무리 충동을 통한 구축과 트레이닝에 대한 보완으로서 몇 개의 본질적인 장점을 가지고 있다. 이러한 이유로 여기에서는 이 방식에 대해 보다 상세하게 언급된다. 노획 충동의 고찰에서 우리는 노획 충동을 2개의 형태로 활용할 수 있다는 것을 보았다.

① 노획물－포획을 통해(공을 던졌을 때 등)

② 노획물－당김－놀이를 통해(터그, 장갑 등)

노획 방식의 가장 큰 장점은 개가 일반적으로 강하게 동기부여가 된다는 것에서 볼 수 있다. 통보 훈련에서 이는 보다 중요하지 않지만, 과중한 스트레스가 유발되는 수색작업에서는 아주 유리한 것으로 증명된다. 그래서 통보 훈련에서 노획 방식의 특별한 활용을 언급하기 전에 우선 노획 방식의 근본적인 가능성들을 여기에서 설명하고자 한다.

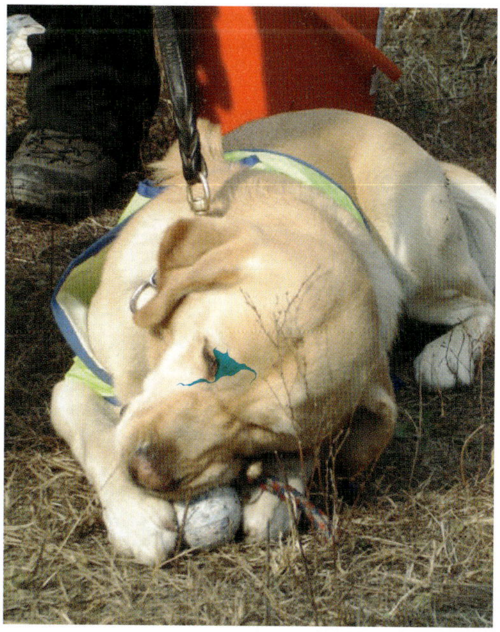

소방청 119 구조견이 훈련 후 만족한 표정으로 공을 물고 있다.

개가 타인에 대한 접촉 의욕이(친화성) 뛰어날수록 노획물은 부가적인 보상 성격을 가지게 된다. 개는 인간을 통보하며(노획물을 통보하는 것이 아닌), 노획물을 이에 대한 보상으로서 받는 것이다. 이를 달성하기 위해서는 다음의 사항들을 유념해야 한다.

① 개가 안정되게 작업할수록 '보조인'로부터 수령하는 노획물은 점차적으로 제거되어야 한다.

② 어떤 작업을 이행해야 하는지 이미 알고 있는 개를 위해서는 '보조인'이 노획물을 지니고 있는지에 대해 처음부터 알지 못하게 한다.

③ 개가 노획물을 핸들러로부터 수령한다 할지라도 집중적인 수색과 통보를 위한 보상으로서 받아들인다면 결정적으로 중대한 발전은 이루어진 것이다(때때로 노획물은 은폐 도우미로부터 개에게 보상으로서 수여되어야 한다). 이 정도 수준을 달성하면 안정된 통보를 위한 훈련 구축은 이루어진 것이며, 노획물은 더 이상 목적 자체가 아니며 동기부여를 위한 수단이 된다.

이를 보다 상세하게 설명하기 위해 우리는 실무에서 예를 들 수 있다. 이 예는 순수한 통보 훈련의 범위를 넘어서지만 노획 방식의 장점을 분명하게 해주는 효과가 있다. 구조견 핸들러의 최상 목표는 가혹한 스트레스 상황에서도 혼신을 다해 사역을 수행하는 완벽한 구조견의 완성이어야 한다.

노획 충동은 어떻게 통보 훈련에 합당하게 활용될 수 있는가?

이 방식도 또한 단계적으로 구축되어야 한다. 핸들러에 대한 통보는 자주 실행할 필요는 없다. 통보 훈련은 1일 3~4번 이상 실행하지 않는 것이 좋으며, 때때로 합당하게 실행된 한 번의 통보만으로도 족할 때가 있다.

(1) 단계 1(자극: 통보 중에 노획물을 시야에 가짐)

핸들러는 줄로 개를 잡는다. 은폐 도우미는 노획물로(공, 장갑 등) 개를 자극하며, 곧바로 은폐 장소로 이동한다. 개는 은폐 장소가 폐쇄되는 것을 관찰한다. 시각 접촉을 가능하게 하기 위해 은폐 장소에 약간의 틈을 남겨둔다. 핸들러는 목줄을 해제하고 개를 보내며 짖음과 파헤침을 위해 격려한다. '보조인'은 은폐 장소에서 개에게 노획물을 계속해서 잠깐씩 보여주면서 개를 지원하지만 자신은 가능한 아주 조용한 태도를 취한다. 개가 집중적으로 통보하고 혹은 파고들어 왔다면, 개를 은폐 장소에서 핸들러와 '보조인'은 힘차게 칭찬해준다. 이제 개는 노획물을 수령한다(상황에 따라서는 잠깐의 당기기-놀이 후에). 마지막에 핸들러는 개로부터 노획물을 제거하고 개가 보는 앞에서 노획물을 보조인에게 건네준다. 개에게 목줄을 채운다. 1일 훈련 중에 마지막 훈련이 종료되면 비로소 개는 노획물을 소지할 수 있으며, 예를 들어 자동차까지 물고가게 한다.

(2) 단계 2(자극: 통보 중에 노획물을 간헐적으로 보여줌)

도우미가 개를 자극한다. 은폐 장소는 개의 목전에서 폐쇄한다. 개가 충분하게 오랫동안 통보하면 개에게 노획물을 잠깐 보여주고 다시 사라지게 한다. 이와 더불어 개는 더욱 고무된다.

(3) 단계 3(자극: 노획물 보여주지 않음)

도우미의 자극 후에 개는 은폐 장소에서 도우미의 폐쇄를 더 이상 관찰할 수 없다. 노획물은 또한 첫 번째 시각 접촉에서 개에게 보여주지 않는다. 개는 은폐 장소가 개방될 때 비로소 노획물을 수령할 수 있다.

(4) 단계 4(자극 없음: 노획물 제공의 지연)

개는 도우미의 자극 없이 폐쇄된 은폐 장소로 보내진다. 개가 상황을 정확하게 인지하지 못했다면 '보조인'은 은폐 장소에서 짧게 부름을 통해 상황을 인지시켜준다. 첫 번째 시도에서 시각 접촉이 이루어지자마자 노획물을 개에게 짧게 보여주며, 다시 곧바로 보이지 않게 한다. 그리고 개가 은폐 장소로 들어올 때 곧바로 인지할 수 없도록 은폐 도우미는 노획물을 감추어 둔다. 핸들러가 와서 칭찬을 한 후에 비로소 노획물을 개에게 제공한다.

(5) 단계 5(개는 노획물을 핸들러로부터 수령한다)

핸들러로부터 제공되는 노획물은 올바른 통보를 위한 보상이라기보다는 동기부여를 위한 하나의 가능성으로서 이해할 수 있다. 보상으로서 기능은 본질적인 통보 프로세스로부터 시간적, 공간적인 분리로 인해 성립되지 않기 때문이다. 통보를 위한 은폐 장소에서 본 단계의 집중적인 훈련은 권장되지 않으며, 이는 통보 훈련이 특히 '보조인'에 대한 열정적인 지시를 지원 및 촉진해야 하기 때문이다. 이 단계는 또한 너무 조속하게 실행되어서는 안 되며(완전하게 훈련된 개의 트레이닝에서 활용하는 것이 최상), '보조인'에 대한 관심이 저하되는 것을 방지하기 위해 주의해서 실행되어야 한다. 개가 열정적으로 통보하면 핸들러와 도우미 쌍방으로부터 합당하게 칭찬되어야 한다. 칭찬을 하면서 이제 개를 은폐 장소에서 부드럽게 나오게 한다(거칠게 털을 잡아서 끄집어내는 것은 아님).

은폐 장소와 어느 정도의 거리를 두고 개에게 목줄을 채우고 노획물을 제공하고 함께 짧게 놀아준다. 시간이 지날수록 개는 보다 용이하게 '보조인'으로부터 분리할 수 있게 된다. 보조인에게 가려는 개의 충동이 저하되거나 혹은 은폐 장소를 이탈해서 핸들러에게 돌아올 경우에는 절대 개에게 노획물을 제공해서는 안 된다. 강력하고 날카로운 어조로 '안 돼, 찾아,

짖어' 그리고 은폐 도우미로부터 자극을 통해 개의 오류 행동은 교정되어야 한다. 개가 다시 오류 없이 통보하면 합당한 시간이 경과된 후에 많은 칭찬과 더불어 은폐 도우미에 의해 훈련은 종료되며, 이때 개는 핸들러로부터 노획물을 제공받지 않는다.

5) 자극 방법을 통한 구축

본 방식은 올바로 사용된다면 이전 방식들에 비해 의미 있고 유용하게 보완이 될 수 있다. 그러나 잘못되게 활용된다면 오류 행동이 발생할 위험성도 내포하고 있다. 이러한 이유로 처음에 개의 싸움 행동에 대한 일반적인 참조 사항들을 언급하고자 한다. 우리는 싸움이 상대방에 대한 일종의 힘겨루기로서 간주할 수 있으며, 이는 장난스럽게 혹은 심각한 상황이 발생할 수 있다.

첫 번째 경우에서 '경쟁'은 개에게 재미를 주며, 자신의 라이벌에게 상대적으로 부담 없이 대면하게 된다(핸들러와 실행하는 노획물 당기기 놀이도 개에게는 일종의 '싸움, 즉 포획' 행위다). 그러나 상황이 심각해지면 자기보존본능이 발휘된다. 개는 모든 수단을 다해서 방어하고자 한다. 개는 방어 행동을 보여준다. 개의 목표는 이때 적이 도망가게 하거나 혹은 적을 완전하게 제압하는 것이다. 싸움에 대한 각오는 개에게서 다음의 품성적 특징들을 전제한다(위급상황에서 개의 긴급 방어인 경우, 즉 불안에 의한 공격은 여기에서 제외된다).

① 어느 정도의 육체적인 파워
② 자기과시욕구
③ 자신감에서 나오는 용기(내부적 확신에 의한 용기)
④ 물리적 자신감

인간과 경쟁을 경험한 개라면(스포츠-방위견 시험에서 방위임무 영역을 위해서든 혹은 예를 들어 경찰견으로서 투입을 위해서 배웠던 상관 없이), 경쟁 행동은 여러 형태로 나타날 수 있다. 그러나 개의 훈련 구축에 따라 경쟁 행동의 특성은 놀이 요소 혹은 특별한 훈련에 의해 지배된다.

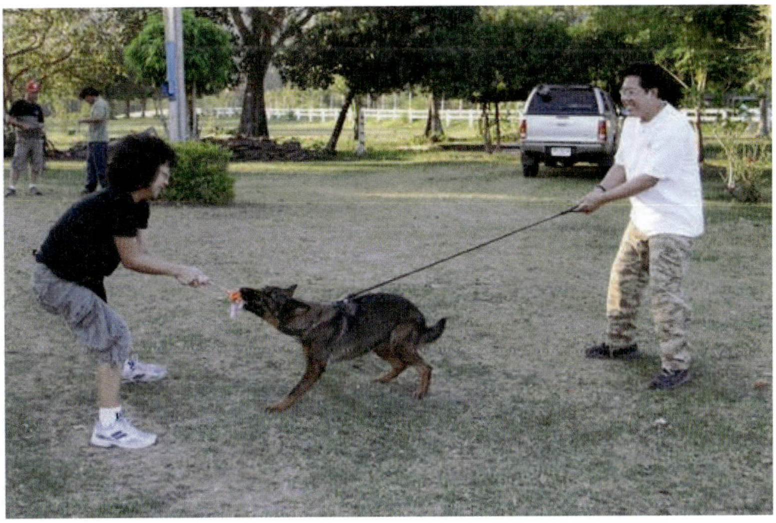

장난감을 통한 놀이는 정신적 자신감을 증대시켜준다.

(1) 유희적인 경쟁

노획물 당기기 놀이로 돌아가 보자. 방위견의 구축을 위해 노획 충동은 개에게 강아지 시기부터 놀이를 통해 신체적 그리고 정신적 자신감을 증대해 주는 가능성을 제공한다. 노획 충동의 강화를 위한 도구는 장갑에서부터 시작해서 황마 혹은 가죽 재질의 터그 그리고 나중에는 방어 소매로 발전된다.

도우미는 이때 어린 개를 위협하는 것이 아니라 개와 함께 '방어 소매'라는 노획물을 가지고 실랑이를 벌이는 것이다. 결과적으로 개는 사람과 생존을 위해 싸우는 것이 아니라 노획물(방어 소매)을 자기 것으로 장악하려는 것이다. 이런 훈련을 받은 개는 사람에 대해 어떤 공격성을 드러내지 않으며, 단지 노획물에 대해서만 집착하게 된다.

노획물 충동을 통해 구축된 개들은 열정과 집착을 통해 자신의 노획물을 획득하고자 한다. 도우미가 방어 소매를 놓아주면 개는 자랑스럽게 노획물을 물고 다니거나 혹은 '힘차게 흔들어버리며, 이 순간에 개는 도우미에 대해 어떤 관심도 가지지 않는다(도우미가 개로부터 노획물을 빼앗으려고 시도하지 않는 한).

(2) 투쟁적인 경쟁

노획 충동이 월등한 개가 훈련장 외부에서는 늠름한 보호자 역할을 수행할 수 있다는 것은 의심의 여지가 없다. 시기에 합당하게 그리고 동물심리학적으로 올바로 구축된 방위견에서 심각한 요소들은(즉 노획물 획득을 위한 싸움이 아닌 사람에 대한 방어 행위) 그러나 방어임무 훈련을 통해 상쇄된다. 훈련에서 위협은 개에 대해 보다 적대적이 되며, 도우미에 대한 품성이 확고하고 자의식이 강한 개의 행동은 싸움을 하는 중에 보다 공격적이 된다.

개는 그러나 침착하며, 결코 악의적이 되지 않는다(도우미 목에 대한 공격 등). 합당한 소질을 타고난 개는 자신의 인격이 충분히 형성되도록 시간이 부여되었다면 심각한 요소들을(방어 행동) 방위임무 훈련을 통해 보상하게 된다. 이는 물론 인간이 첫 번째 단계를 합당하게 수행했다는 것을 전제한다. 개가 어려서부터 지금까지 합당하게 구축되었다면 일반적으로 평화적인 상황에서 공격성은 결코 인간을 지향하지 않는다. 개는 온순해야 하며, 그러나 또한 숙고된 훈련 프로그램을 통해 신뢰할 수 있는 보호자가 된다. 어린 개에 대한 과도한, 조기적인 혹은 처음부터 방어 본능을 통한 훈련은 개에 대해 악영향만을 준다는 것은 아무리 경고해도 지나침이 없다.

어린 개는 압박적인 신체적 그리고 특히 정신적 위협에 충분하게 견딜 수 있는 능력을 가지고 있지 않으며, 과도한 스트레스를 받게 된다. 개가 이런 상황에서 공격한다면 이는 순수한 절망에 의한 행위이며, 결코 용기의 표시가 아니다. 개는 아주 심각하게 정신적으로 불안해지게 된다. 다른 한편으로 끊임없이 자신의 생존을 위해 투쟁해야만 하는 개는 또한 신경의 과도한 부담으로 인해 쉽게 예민해지며, 종잡을 수 없게 되며 그리고 사람을 공격하게 된다.

구조견 훈련을 위해 소위 경쟁 충동으로부터 어떤 효용성을 도출해낼 수 있는가?

('경쟁 충동'이라는 표현은 개의 경쟁 행동에 대해 거론될 경우에는 현재 일반적으로 사용된다. 우리는 이 표현이 문제성이 없다고는 주장하지 않는다. 충동이란 개념은 종족의 보존에 기여하는 유전적인 본능을 서술한다. 경쟁 충동은 자기 보존을 위해 적을

손상시키거나 혹은 전멸시키려는 노력과 자기 자신이 손상을 입을 수 있는 위험을 포괄한다).

방위견 훈련에서 오랜 경험을 근거로 단지 충분하게 숙고되어 실행되는 방위견 트레이닝은 구조견 작업에 도움이 될 수 있다는 것을 강조할 수 있다. 개의 합리적인 구축은 어떤 경우든 경험이 많은 방위임무 도우미와의 협력을 전제한다. 이러한 이유로 현재 훈련 중인 구조견의 경쟁 충동 촉진에 관해서는 언급되지 않는다. 개가 합당하게 제어된 경쟁 충동을 통해 또한 은폐 도우미와의 관계가 성립될 수 있다는 것은 명확하다. 여기에서 중요한 점은 물론 동기부여이다. 수색과 통보에서 열정적이지 않은 개들이 있으며, 이들은 특히 자신감이 뚜렷하고 조용한 성격의 개들이다. 핸들러와 은폐 도우미가 많은 노력을 기울인다 하더라도 이런 개들은 칭찬과 놀이에 대해 흥미로운 관심을 가지지 않는다.

이런 개로부터 최상의 수행능력을 기대하기는 어렵다. 개가 절대적으로 확고한 품성과 요구되는 경쟁 충동을 소유하고 있다면 노획 충동을 기반으로 사전에 혹은 부가적인 방위견 훈련을 통해 수색과 통보에서 요구되는 열정을 촉진할 수 있다. 즉 무관심한 개를 고무시키기 위해 자극 방식은 바로 적용될 수 있는 것이다. 여기에서 성공은 본질적으로 전문지식과 감정이입 능력 그리고 은폐 도우미의 용기에 좌우된다. 이때 개는 '보조인'을 공격하거나 혹은 더 나아가 물려고 시도할 정도로 자극되어서는 결코 안 된다. 때때로 은폐 장소에서 방어 소매로 '평화적인' 노획물을 물게 하는 일은 특별한 경우들에서 허용되지만 결코 문제성이 없는 것은 아니다. 방어 소매는 호전적이고

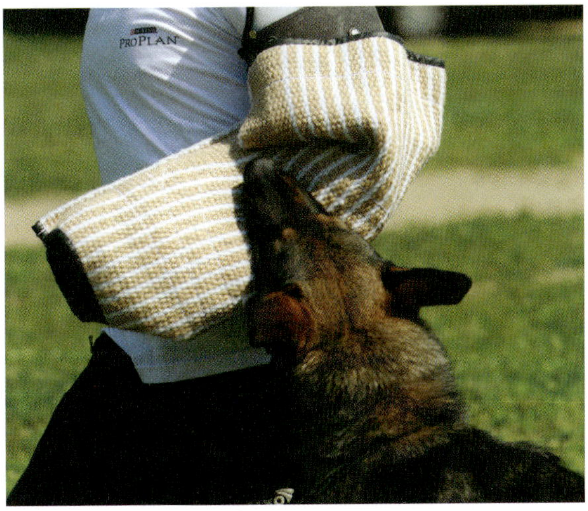

방위 훈련을 받은 개를 위해서는 상당한 자극을 의미하며, 이에 대해 아주 조속하게 습관화된다.

방어 소매가 없게 되면 개는 상황에 따라서는 관심을 상실하게 된다. 우리는 이러한 위험이 다른 자극방식에서보다 더 크다고 생각한다. 개는 자극되지만 절대 실질적인 싸움으로 촉구되어서는 안 된다. 이 방식의 올바른 사용에서는 '요구조자'가 개로부터 물릴 위험은 성립하지 않는다. 열정적으로 통보하는 개에게 근접하는 제3자가 대부분의 경우에는 아주 주의해야 한다. 이는 자극을 통해 흥분된 개와의 연습에서도 유효하다. 자극 방식을 통해 작업하는 개가 현장 투입 중에 요구조자 혹은 도우미를 물어버린 경우는 지금까지 우리에게 알려진 것이 없다.

(3) 자극 방식의 과정

다른 통보 연습에서처럼 여기에서도 그룹 작업 가능성이 존재한다. 즉 한 개가 작업을 하고 다른 개들은 이를 주시하는 것이다. 초보견을 위해서 이 방식은 어느 정도까지는 상당히 유용될 수 있으며, 이는 초보견들이 보다 쉽게 열광하기 때문이다. 다른 측면으로는 다른 개를 통한 주의력 분산이 때때로 클 수 있다. 그룹 작업에서 좋지 않은 점은 개가 자신의 차례가 되지 않았기 때문에 가장 긴장감이 고조된 순간에 자극작업을 하지 못하는 경우가 발생할 수 있다. 그리고 조속하게 피로 현상이 대두되며, 이와 더불어 본 훈련의 의미가 그르치게 될 수 있다. 대부분 경우에 개를 단독으로 혹은 아주 소그룹으로(2~최대 3마리) 작업하는 것은 의미 있다고 생각하고 있다. 핸들러는 개 줄을 잡고 은폐 도우미에 의해 움직임, 목소리 그리고 스틱으로 위협(타격은 하지 않고)을 통해 자극된다. 그리고 '요구조자'는 은폐 장소로 들어가고 개의 시야 전면에서 폐쇄된다. 이때 은폐 장소는 필요한 경우에 계속해서 내부에서 개를 자극할 수 있도록 구성되어야 한다. 은폐 장소에서 자극을 위해서는 다음을 예로 들 수 있다.

① 시각 접촉에서 위협적인 몸짓

② 연속적인 목소리를 통한 자극(자극적인 '쉿-쉿'과 같은 소리 등)

③ 입김불기(아주 단순하지만 현재까지 가장 효과적임)

④ 소음 발생(스틱으로 나무 두드리기 등)

⑤ 아주 빠른 그리고 경미한 밀침 혹은 반쯤 개방된 은폐 장소에서 꼬집기. 가능한 개는 이때 '요구조자'가 경미한 타격의 장본인으로 인지하지 않게 한다. 개가 은폐 장소를 이탈하려고 할 때 이러한 조치들은 아주 합당하게 사용될 수 있다. 여기에서 2개의 목적이 충족된다. 은폐 장소에서 빗어나면 꼬집힌다는 것을 배우며, 그리고 대부분 경우에 개는 보다 열정적인 짖음으로 다시 도우미 방향으로 향하게 된다. 이는 특히 원하는 행동으로서 강력한 칭찬을 통해 확인되어야 한다.

이제 개에게서 목줄을 제거하고 '찾아, 짖어'라는 명령어로 통보를 하기 위해 보내진다. 개가 원하는 바대로 열정적으로 행동하면 도우미는 더 이상 개를 자극하지 않는다. 훈련 수준의 상승과 더불어 도우미는 지원 행위를 자제해야 하며, 단지 필요한 경우에만 원기회복을 위해 개를 자극한다. 관심이 결여되면 도우미는 개의 열정과 품성에 따라 상기 언급된 가능성들 중에 1개 혹은 다수를 선택해서 적용한다.

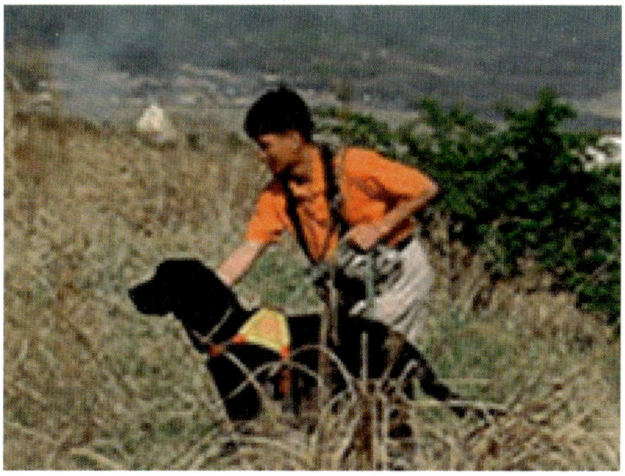

신동찬 대원과 구조견 '쏠'

개가 합당하게 통보하면 핸들러는 자신의 개에게로 이동한다. 이때 주의해야 할 점은 개가 요구조자에게 도달할 수 있어야 하며, 요구조자에 의해 친절하게 칭찬되어야 한다. 아직 남아있는 모든 공격성은 절대적으로 제거되어야 한다. 이 목적을 위해 '요구조자'는 개를 쓰다듬어 주고 맛있는 먹이 혹은 장난감(예 공)을 제공한다. 훈련의 종료로서 개에게 목줄을 채운다.

우리는 자극 방식을 통해 많은 개들이 열정적인 작업 수행으로 자극될 수 있다는 것을 체험했다. 그러나 다음을 주의해야 한다.

① 개를 극한으로 몰고 가지 않는다. 인간에 대한 기본관념은 어떤 경우든 우호적이고 개방적(신뢰적)이어야 한다.
② 개에게 겁을 주지 않는다. 이와 더불어 우리는 소원되는 행동에 대한 정반대의 효과를 달성할 수 있다.
③ 자극의 특성과 양에서는 개의 훈련 수준과 품성 특성을 고려해야 한다. 한 개에게는 너무 과도한 것이 다른 개에게는 경미한 것이 될 수 있다.
④ 방식의 적용을 과장하지 않는다. 그렇지 않을 경우 우리는 언젠가 통보를 하기 전에 자극을 기대하는 개를 가질 수 있다.

구조 현장에서 자극 방식은 아주 신중하게 적용되어야 한다. 이 방식을 통해 분명하게 개는 수색에 대한 동기부여가 되지만(도우미가 자극하고 시야 밖으로 사라진다), 외국에서는 특히 대형 사이즈의 개들에 대한 두려움이 폭넓게 확산되어 있으며, 개 훈련에 대한 이해가 대부분 결여되어 있다. 개가 자극되면(예를 들어 재난현장에서 직접적으로) 현지인들에게 어떤 인상을 줄 수 있는지를 생각해 보아야 한다. 현지인들과 다른 외부 관찰자들은 이러한 방식의 의미와 목적을 이해할 수 없다. 외관적으로 이들의 눈에 비치는 것은 거칠게 행동하는 대형 사이즈의 개일 뿐이다. 그리고 이 모습은 기억에 남게 된다. 바로 이러한 이유로 멕시코시티의 지진 발생 지역으로 파견된 인명구조견 그룹이 인명구조대와 시민들에 의해 거부반응이 야기되었다는 것을 여기에서 특히 언급하고 싶다.

6) 요약

짖음과 파헤침을 통한 통보는 개에게 다양한 방식으로 습득시킬 수 있다. 각 방식들은 장단점들을 가진다. 위에서 서술된 어린 개와 예비 훈련은 우선적으로 무리 충동에 그 기반을 두고 있다. 개는 자신의 핸들러 혹은 나중에 제3자를 발견하는 데 재미를 갖게 된다. 그러나 무리 충동을 통한 작업은 보편적으로 인간에 대한 개의 우호적인 성격을 전제한다. 한 개가 정신적인 그리고 신체적인 특성에 따라 구조견 훈련을 위해 적합하다 할지라도 타인에 대해 무관심하고 혹은 더 나아가 소극적으로 대처한다고 가정해보면 이를 잘 알 수 있다. 또한 인간에 대해 공격적인 기본 관념을 가지고 있는 개는 구조견 훈련을 위해 적합하지 않다. 이런 경우에는 우선 이러한 행동에 대한 근거들을 해명해야 한다. 강아지 및 미성견 시기에 소홀함은(특히 각인 시기에 모든 가능한 제3자에 대한 접촉이 거의 없었거나 아주 경미할 경우) 거의 만회할 수 없다.

인간과의 나쁜 경험에 대한 기억은 상황에 따라 많은 사랑과 인내심을 통해 어느 정도까지 완전하게 지울 수 있다. 물론 이 기억이 민감한 시기에 각인되었거나 혹은 충격 체험과 결합되었다면 성공 여부는 의문이다. 이런 개가 훈련 구축에서 문제없이 상이한 충동 방식들로(먹이, 노획물 등) 훈련될 수 있다면 합당한 통보 기술을 포괄하는 열정적인 작업이 목표될 수 있다.

의욕적으로 열성을 다해 작업하는 구조견만이 또한 어려운 훈련 상황에서 그리고 현장 상황에서 수행 능력이 감퇴되지 않는다는 것을 잊어서는 안 된다. 이러한 목표를 달성하기 위해서 훈련에서는 모든 가능성들이 동원되어야 한다. 노획물 방식, 먹이 방식, 무리 방식 혹은 자극 방식 중에 어떤 방식이 중점적으로 적용되어야 하는지는 각 경우들에 의해 좌우된다. 그리고 한 가지 방식의 독점적 사용은 장기적으로 성공을 유발하지 않는다. 아무리 인간에 대해 우호적이라고 할지라도 개는 자신의 인간에 대한 한정된 표상을 전체 인간에게로 확대할 수는 없다.

개가 단지 무리 충동을 통해서만 작업한다면 언젠가는 수색과 통보에 대한 동기가 감퇴된다. 구조견 작업에서 발생할 수 있는 것 중에 가장 나쁜 것이다. 개가 '요구조자'에 의해 제공되는 특정 자극에 과도하게 고정되어 있다면(먹이, 노획물, 싸움), 이 개는 이러한 자극의 갑작스러운 결여에서는 실패할 수 있다. 이를 예방하기 위해 여러 상이한 방식들을 필요에 따라 변경해서 적용하거나 혹은 조합을 하는 것이 우리의 경험에 따르면 최상의 방법이다. 그러나 개가 특정 방식에 바로 반응을 보이지 않기 때문에 곧바로 다른 방식으로 변경하는 것에 대해서는 주의해야 한다. 계획 없는 실험은 성공을 지체하거나 저지한다.

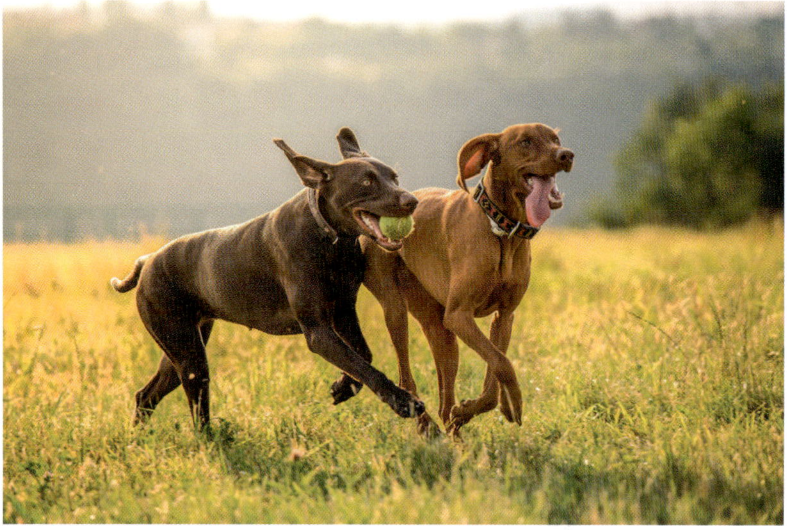

05 인명구조견의 활동 분야

1) 산악과 야지 수색

우리나라 같이 산이 많고 경사가 가파르고 숲이 우거진 곳에서는 산악 수색으로 구조 활동이 많이 요구되고 있다. 산악구조견의 통보 방법은 짖음과 스틱 가져오기 두 가지로 분리된다. 짖음으로 통보하는 구조견은 수색을 하다 실종자의 취기를 맡고 요구조자가 놀라지 않게 일정한 거리를 두고 지속적으로 크게 짖음으로써 구조대원에게 위치를 알려주는 구조견이다. 이때 주의할 점은 한 번 실종자를 찾게 되면 구조견은 절대 그 자리를 이탈해서는 안 된다. 그리고 구조견이 실종자를 물거나 건드리거나 귀찮게 해서도 안 되며 대원이 올 때까지 계속 끊임없이 크게 짖어 위치를 알려야 한다.

(1) 스틱구조견

지름 3cm, 길이 15cm 정도 크기의 스틱을 작업 개시하기 이전에 미리 구조견 목 밑에 달아두고 수색을 시작하게 된다. 스틱구조견은 경보구조견과 수색 내용은 거의 동일하며 후각을 이용하여 불어오는 풍향에 의해 실종자의 취기를 맡아 찾아간다. 냄새의 추적 중, 실종자를 발견하게 되면 그 자리에서 곧바로 목 밑에 달려있는 15cm 정도 크기의 스틱을 입에 물고 즉시 구조대원이 있는 곳으로 되돌아온다. 구조대원은 구조견이 물고 온 스틱을 신속하게 인수하고 구조견에게 "어디"라는 명령을 한다. 구조견은 구조대원을 데리고 실종자가 있는 곳까지 길을 안내해 실종자를 구조하는 것이 스틱통보견이다. 경보 구조견은 실종자를 찾으면 그 자리에서 짖는 행위를 계속하면서 이탈하지 않으며, 반대로 스틱통보견은 실종자를 찾았다는 표시로 목에 달려 있는 스틱을 물고 대원이 있는 곳으로 즉시 돌아와야 한다.

(2) 산악 구조

산악 구조는 자유 수색과 길 찾기 수색 두 가지 방법으로 나뉘어 전개된다. 자유 수색은 산에서 불어오는 바람을 감지해 구조대원과 함께 이곳저곳을 찾아다니며 자유롭게 수색하는 것을 뜻하며, 수색 지역이 험하거나 수색 반경이 아주 넓을 때 많이 전개된다.

(3) 길 찾기 수색

길 찾기 수색은 핸들러의 판단이 아주 중요하므로 실종자가 있을 만한 곳에서 바람의 방향에 맞추어 산길 한쪽을 선택하여 구조견을 투입 시킨다. 핸들러는 산길을 따라가며 지속적으로 우측 아니면 좌측 방향으로 지형을 선택하여 상황에 따라 구조견을 투입 시킨다. 핸들러는 적당한 간격을 유지하며 구조견과 멀리 떨어지지 않게 길을 따라 꼼꼼하게 수색을 전개하게 된다.

(4) 야지 수색

야지 수색은 들판이나 아주 넓은 곳에서 구조 활동이 전개된다. 구조대원은 일정한 가장자리를 정하고, 출발 지점을 정해 양쪽 방향으로 거리를 정해놓고 바람의 강도와 방향을 고려해 앞으로 전진한다. 핸들러는 최초 위치에서 좌우 약 100m 간격을 유지하며 순서대로 전진하고 S자 형태로 샅샅이 냄새를 맡아가며 야지 수색을 전개하게 된다. 예를 들어 구조대원이 위치한 가장자리 중앙에서 좌우 100m를 보내고 다시 원위치 중앙으로 개를 불러들여 S자 형태의 수색을 전개하게 된다.

아주 넓은 평지에서의 야지 수색구조견의 역할은 정말로 대단한 것이다. 만약 사람이 1~2m 간격으로 줄을 서서 수색을 한다면 약 50~60명의 사람들이 투입되어야 한다. 야지 수색에서 구조견이 구조대원의 지시에 따라 방향을 바꾸어가며 좌우로 수색을 하는 것이 바로 야지 수색이다. 산악 수색과 야지수색견은 꼭 구조견 몸에 구조견을 표시한 하네스를 착용하여 실종자를 놀라게 하지 않아야 하며 야생 동물로 오인을 받지 않도록 하여야 한다.

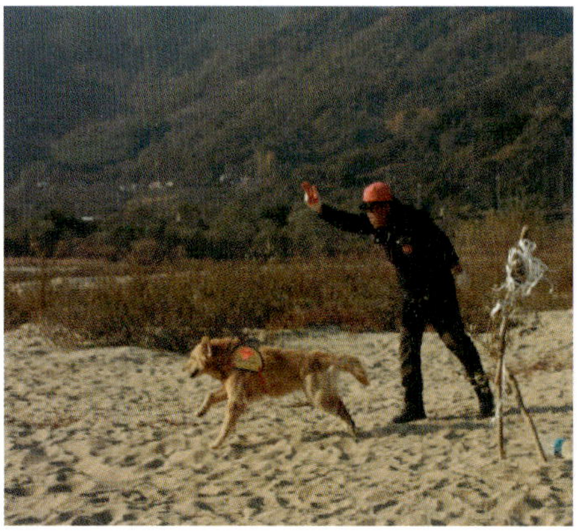

핸들러의 지시에 야지 수색을 시작하는 구조견

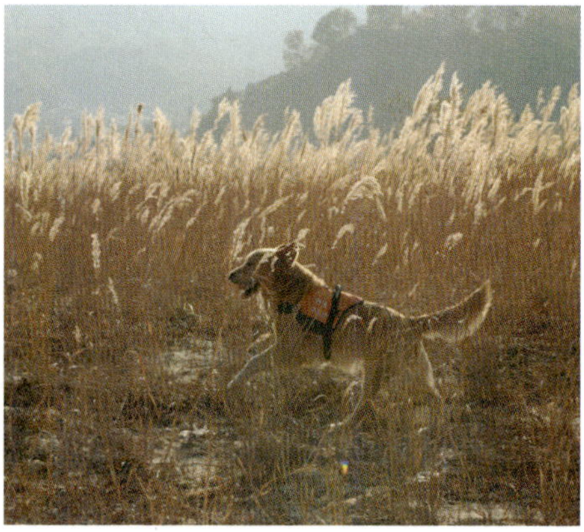

구조견이 갈대숲을 헤치며 수색을 하고 있다.

2) 재난붕괴구조견

재난구조견은 지진이나 폭발 등으로 인하여 건물이 붕괴되어 사람들이 건물 속이나 땅속으로 매몰되었을 때, 올라오는 실종자의 냄새를 맡아 찾아내는 구조견이다. 재난구조견은 다른 구조견들과는 다르게 성격이 아주 차분하고 온순하여야 하며 다른 사람들에게도 아주 호의적이어야 한다. 또한 재난구조견에서는 많은 구조견들이 좁은 장소에서 같이 활동하므로 다른 구조견들에게도 공격적이어서는 절대 안 된다. 요즘은 최첨단 구조 장비가 많이 사용되고 있지만 기계의 사용범위는 한정되어 있고 많은 공간을 필요로 하므로 활용에 제한이 있다. 재난구조견들은 붕괴 장소를 이리저리 이동하면서 사람의 육안이나 첨단 장비로도 찾을 수 없는 실종자의 취기를 맡아 매몰되어 있는 실종자의 위치를 알려준다. 실종자를 찾게 되면 통보 방법은 짖음과 발로 파헤침으로 통보를 하게 된다.

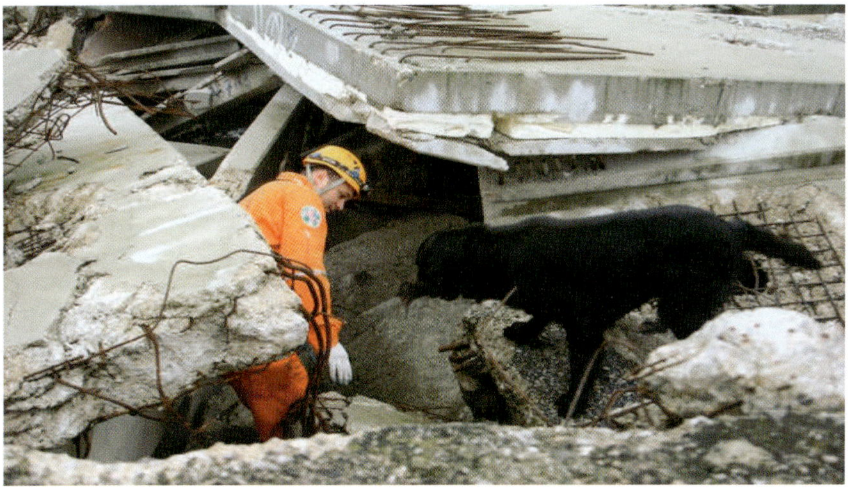

재난구조견의 수색 활동 장면

가장 좋은 방법은 짖음과 발로 파헤침이 동시에 일어나는 것이 더욱 바람직하다. 만약, 구조 활동 시 한 마리의 구조견이 매몰되어 있는 실종자의 취기를 맡아 통보를 하였다면 바로 구조 작업이 실시되는 것이 아니라 두 번째 구조견을 투입시켜 다시 한번 같은 위치를 확인하게 된다. 두 번째 투입된 구조견 역시 똑같은 장소에서 통보를 했다면 세 번째 구조견을 투입시켜 재차 확인을 하게 된다. 세 마리의 구조견 모두가 같은 장소에서 짖음과 파헤침으로 통보를 했다면, 그곳을 표시하고 119 대원들에게 알려주고 구조대원들과 핸들러들은 그 장소에서 일시적으로 철수하고 구조 장비와 119 대원들이 재차 투입된다. 왜 세 마리의 구조견까지 재확인을 해야 하는가? 그것은 바로 오통보로 인해 발생할 수 있는 2차적인 위험을 막기 위함이다. 건물이 붕괴되면 잔해 틈으로 실종자의 냄새가 이곳저곳에서 바람의 방향에 따라 상승함으로 오통보를 막기 위한 수단이기도 하다.

이럴 때 구조견이 정확한 장소가 아닌 다른 곳에서 오통보를 하여 구조를 실시하다가 건물의 충격으로 제2의 붕괴가 일어날 수도 있다. 2차 붕괴로 인하여 실종자를 찾지 못하고 더욱더 많은 피해를 입게 되었다면 구조견으로서의 자격은 상실하고 만다. 그렇기 때문에 1차, 2차, 3차까지 재확인을 하여 정확한 위치를 확인한 다음 구조작업을 실시하여야 한다. 단 한 사람의 생명을 보호하고 더 구하기 위해서는 더욱더 정확한 통보와 위치 파악이 매우 중요하므로 기술적인 방법으로 재난 구조 활동을 전개하게 된다. 또한 구조견을 핸들링하는 핸들러 또한 구조 활동을 시작하기 전에 붕괴 장소에 표시되어 있는 세계인명구조견협회(IRO)의 핸들러들의 암호를 꼭 숙지하여 해독할 수 있어야 한다. 붕괴 장소에는 가스나 전기에 노출되어 있지 않은지 또는 유리 파편이 많지 않은지 꼭 안전을 확인한 후 대원과 함께 구조견이 투입되어야 한다.

3) 추적견

야지에서 실종자 발생 시 발자국의 냄새와 몸에서 떨어져 나온 세포, 체취를 따라 정밀 추적을 하며 코를 지면에 최대한 밀착시켜서 수색을 진행한다. 냄새의 이행에 따라 이탈 가능성이 있기 때문에 속도는 상당히 느리게 진행된다. 트랙킹구조견은 실종자의 발자국을 따라 하나하나 지나간 자리를 추적하여 중간중간 실종자가 떨어뜨린 물건을 찾아서 인지하며 실종자가 쓰러져 있는 마지막까지 발자국을 따라 수색을 하는 견이다. 트랙킹 구조견은 기후나 시간이 물리적이거나 화학적인 증거로서 파괴가 되면 구조 작업을 할 수가 없게 된다. 즉, 예를 들면 도그 스포츠로서 인기를 끌고 있는 IGP 훈련 A단계에 보면 트랙킹이 진행된다.

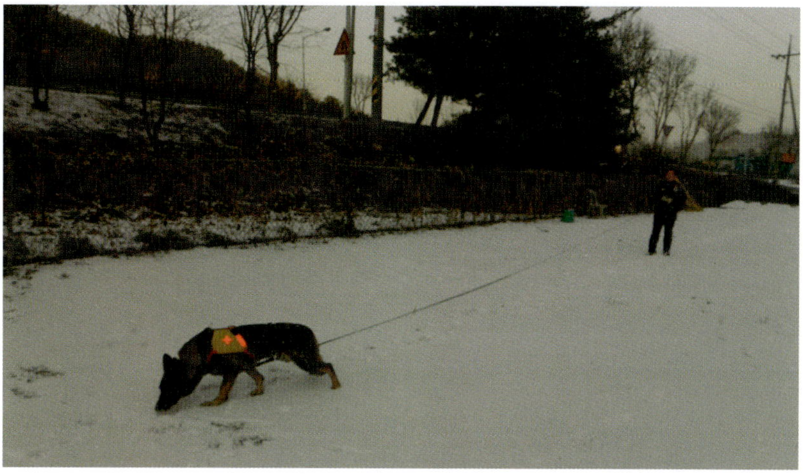

추적견의 발자국 추구 작업

트랙킹 과목에서 타인이 족적을 내며 5코스 4굴절의 3개의 물품을 떨어뜨려 놓으면 1시간 뒤에 추적견이 출발 지점에서 출발하여 발자국의 냄새를 맡으며 발자국을 따라 마지막 물품이 있는 곳에 도달하게 된다. 즉, 트랙킹구조견들도 이와 같이 실종자가 걸어가면서 흔적을 낸 발자국을 따라 정확하게 찾아가야 한다. 사람은 걸어갈 때 1분당 4만 개의 죽은 세포와 아주 작은 콘 프레이크 모양의 죽은 세포를 떨어뜨린다. 실종자가 걸어갈 때 밟아 놓은 발자국에는 땅에서 서식하고 있는 야생풀의 즙, 땅속의 박테리아, 수증기 등이 밟혀 일정한 냄새를 남겨놓게 된다. 트랙킹구조견들은 이와 같은 냄새를 맡으며 실종자를 찾게 된다. 트랙킹구조견은 유럽처럼 넓은 초원이 있는 곳에서는 많이 활용되지만, 우리나라같이 경사가 가파르고 가시덩굴이 많은 악산에서는 트랙킹구조견의 역할이 부적당하다고 본다.

4) 눈사태구조견

우리나라에서는 눈사태구조견 역할이 많지 않아 국제시험에 합격한 구조견이 없다. 유럽에서는 많은 양의 폭설로 인해 1년에 수십 명씩 눈에 파묻혀 실종되고 있는 실정이다. 그러다 보니 눈사태구조견이 절실히 필요하다. 눈사태구조견들은 장시간 수색을 시작하게 되면 발에다 신발을 신겨 동상이 걸리지 않도록 주의해야 한다. 지속적으로 반사되는 흰색의 설원에서 구조견들의 시력이 나빠질 수도 있다. 모든 구조견들이 구조 활동 시에는 더욱더 많은 성과를 거두기 위해 교대로 투입되고 있는데 눈사태구조견들은 더욱 짧은 시간 수색과 긴 휴식을 취해야 한다. 눈사태구조견 역시 경보, 짖음으로써 통보를 한다. 눈사태구조견들은 한 가지 통보가 더 추가되어야 한다.

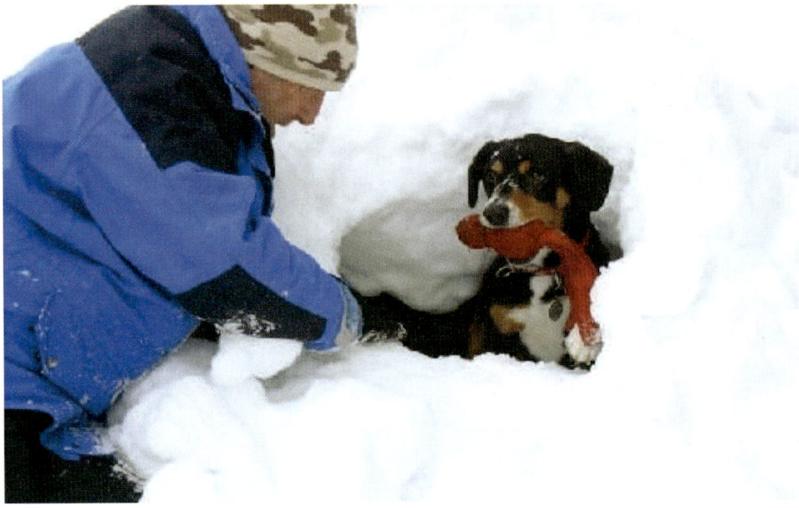

눈사태 구조견 훈련 장면

즉, 실종자의 위치를 파악하게 되면 짖음으로써 통보를 하면서 눈 밑에 있는 실종자의 위치를 정확하게 파악하기 위해 발로 눈을 파헤치며 짖어야 한다. 만약 짖음으로써만 파악하게 된다면 온 세상이 하얗게 눈으로 덮여있고 구조견이 짖는다고 해도 어디에 실종자가 파묻혀 있는지 위치를 정확하게 알 수가 없다. 눈 밑에 실종자가 있는데 5~6m 옆에서 실종자의 취기가 약간 올라와 통보를 했다면 구조대원들이 실종자가 있는 5m 옆에서 삽이나 구조 장비 기계를 이용하여 작업을 진행할 수밖에 없다. 이러한 판단 오류로 5m 옆 진짜 실종자가 묻혀있는 곳에 다시 제2의 눈사태가 발생되었다고 보면 이 실종자는 그만 죽음을 맞이하게 될 수도 있다. 그렇기 때문에 눈사태 구조와 재난구조에서는 구조견들의 짖음으로 통보를 하면서 오통보를 막기 위하여 실종자의 취기가 가장 진한 곳을 찾아 발로 파헤치면서 실종자의 위치를 정확하게 통보하여야 한다.

5) 수상구조견

수상구조견은 말 그대로 물에 빠진 사람을 구하는 구조견을 뜻한다.

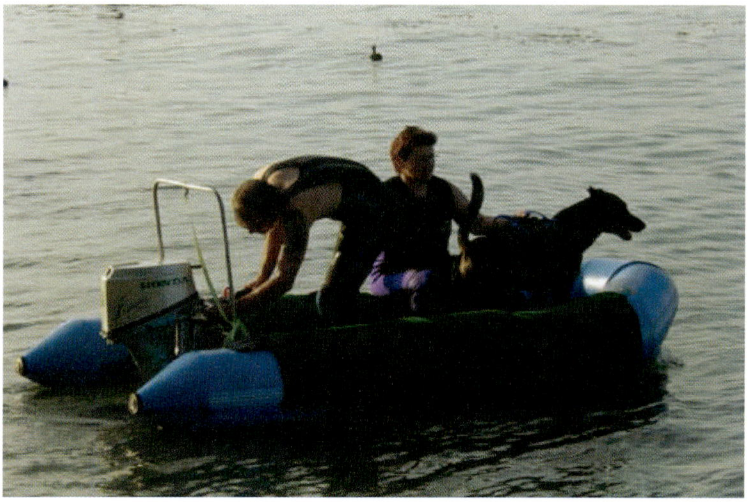

사실 요즘에는 빠른 수상 보트, 수상 제트스키 등, 갖가지 장비들이 많기 때문에 수상구조견들의 역할이 차츰 줄어들고 있는 현실이다. 수상구조견은 사람이 물에 빠지게 되면 사람을 대신하여 튜브를 물고 들어가 물에 빠진 사람에게 전해주기도 한다. 요구조자가 튜브를 잡게 되면 수상구조견이 로프를 물고 수영해 데리고 나오는 역할을 한다. 또 보트나 작은 수상 놀

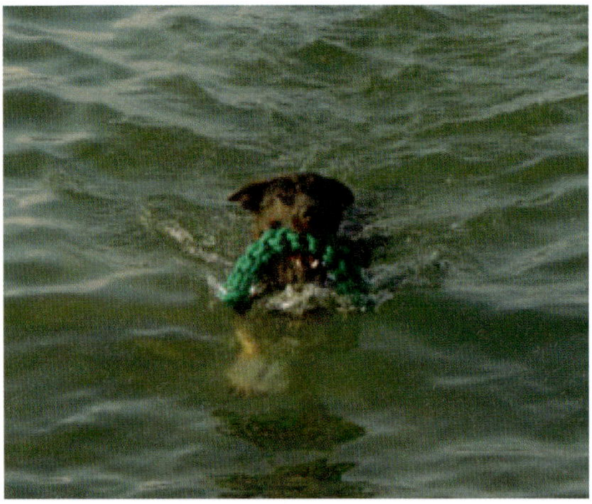

이 기구를 타다가 고장이 나서 움직일 수 없을 때, 수상구조견이 수영을 해서 요구조자들에게 다가가 보트에 묶여있는 로프를 물고 수영해 밖으로 끌고 나오는 역할도 한다.

요구조자가 익사 직전에는 무의식중에 발산하는 힘이 엄청나게 작용하므로 만약 구조대원이 접근하게 되면 둘 다 같이 익사할 수 있다. 때문에 수상구조견들이 구조대원을 대신해서 요구조자에게 접근하여 등에 착용하고 있는 반도에 손을 잡게 하여 물 밖으로 나와 구조한다. 요즘은 수상구조견보다는 수상 사체수색견을 많이 요구하고 있다. 수상 사체수색견은 실종자가 익사한 후 물 위로 떠오르지 않을 때 이미 물 밑에서 부패되어 올라오는 실종자의 냄새를 맡고 보트 위에서 실종자의 위치에 최대한 가깝게 접근하여 구조대원들에게 위치를 짖음으로 알려주는 역할을 한다. 사체수색견은 넓은 호수나 저수지에서 요구조자 수색에 효과적이다.

이처럼 우리 구조견들이 사람을 대신하여 많은 활동을 하고 있으며 우리나라에서도 절실히 필요한 것이 수상구조견을 비롯한 사체수색견과 그들의 후각이 아닌가 생각된다. 우리나라에는 현재 인증받은 수상구조견이 없다.

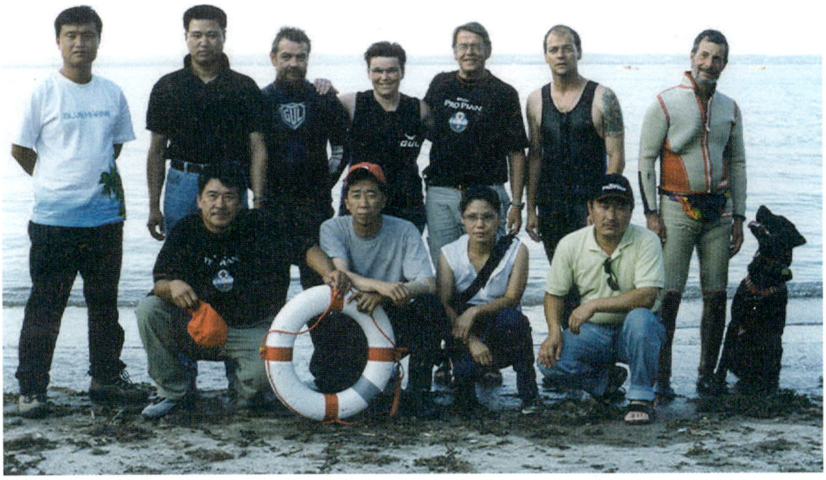

스위스 수상구조견 팀과 KKCRD 구조 대원들

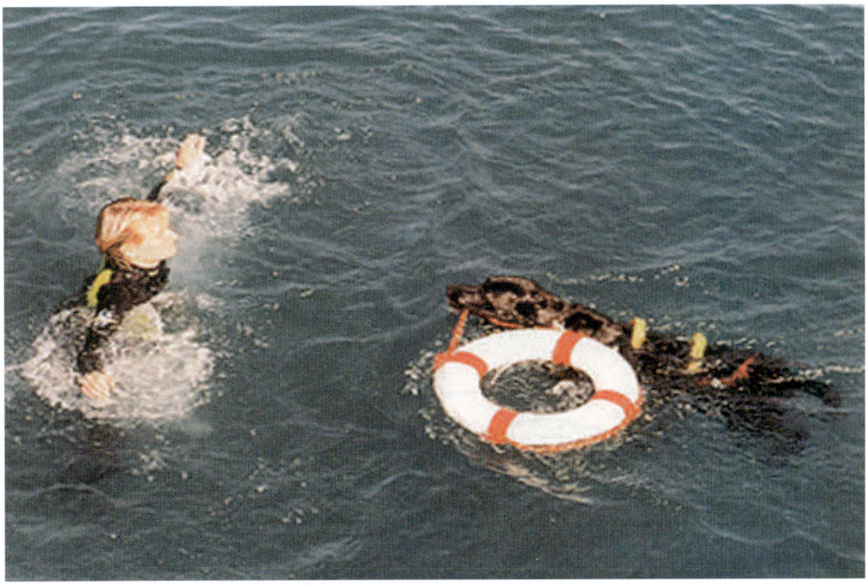

익사 직전의 요구조자에게 튜브를 전달하는 수상구조견

| UN 산하 INSARAG 규정의 MRT 테스트에 참가한 KKCRD 대원들과 구조견 |

6) 멘트레일링 구조견

멘트레일링 구조견은 추적구조견과 약간 다른 개념의 훈련분야이다.

추적구조견은 야지, 산악 등에서 실종자의 취기를 찾아 구조활동을 하지만, 멘트레일링구조견은 도심지에서 그 탁월한 능력을 발휘한다. 때문에 그 훈련의 강도와 난이도가 추적훈련에 비해서 훨씬 높고 훈련의 완성도에 걸리는 기간도 매우 길다(추적견 1년, 멘트레일링 3년).

맨트레일링 구조견은 지도수(핸들러)로부터 제공받은 취기를 기억하여 실종자의 냄새를 따라 도심의 다양한 환경에서 그 흔적을 따라 실종자를 찾는 구조견이다.

도심지에서 실종자 발생시 추적구조견보다는 멘트레일링을 많이 활용하며 현재까지의 활동에서 보면 3일(72시간)이 지난 실종자의 냄새를 추적하여 구조에 성공한 예도 있다.

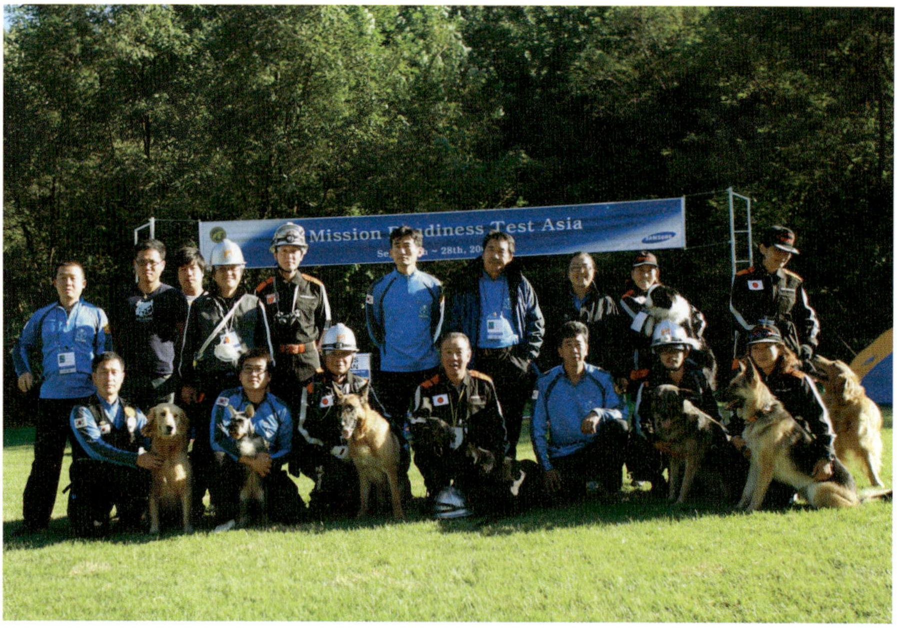

2008 Asia 최초의 MRT 참가자들

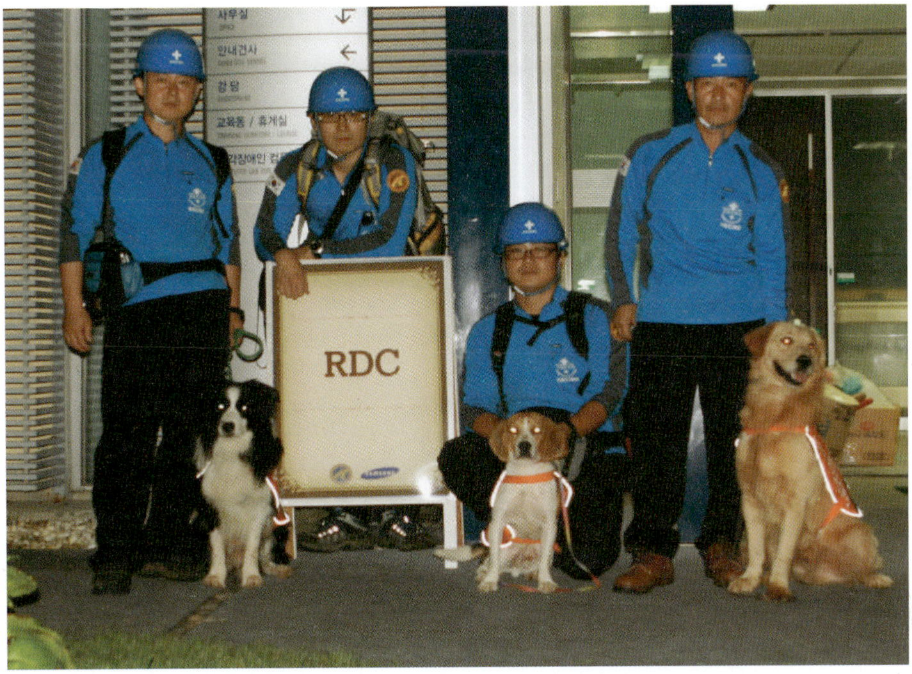

2008 Asia 최초의 MRT에 참가한 KKCRD 대표

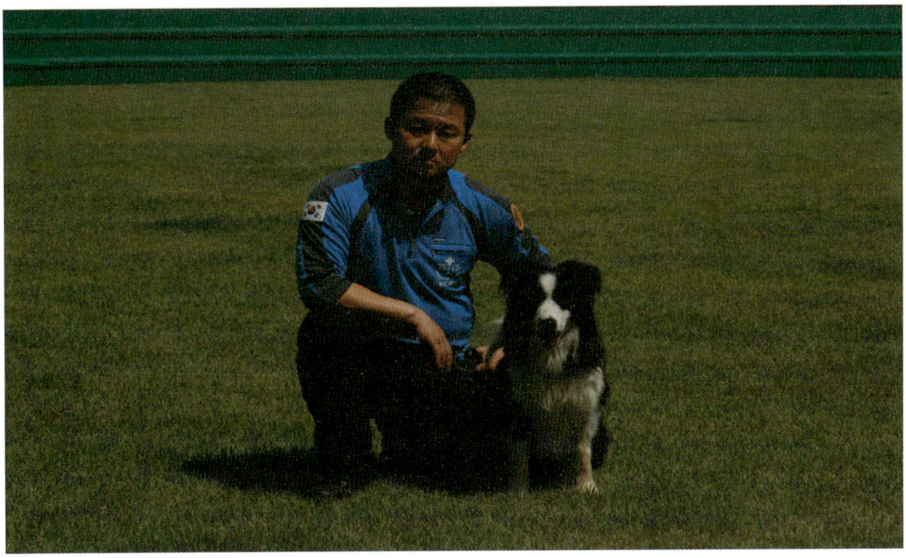

UN 산하 INSARAG 규정의 MRT 테스트 아시아 최초합격(2008년)
핸들러: 현광섭 구조견: 카리스마(우) 견종: 보더콜리

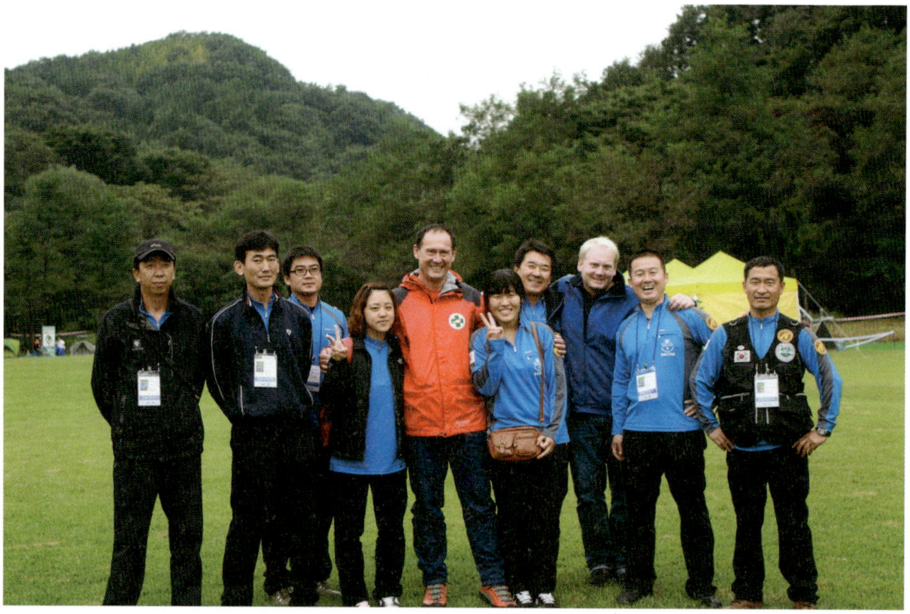

2008 아시아 MRT에 참가한 한국인명구조견협회 대원들과 자원봉사자, IRO 심사위원들

부 록

- IRO 시험 규정
- 인명구조견 운용 규정
- 한국인명구조견협회의 발자취

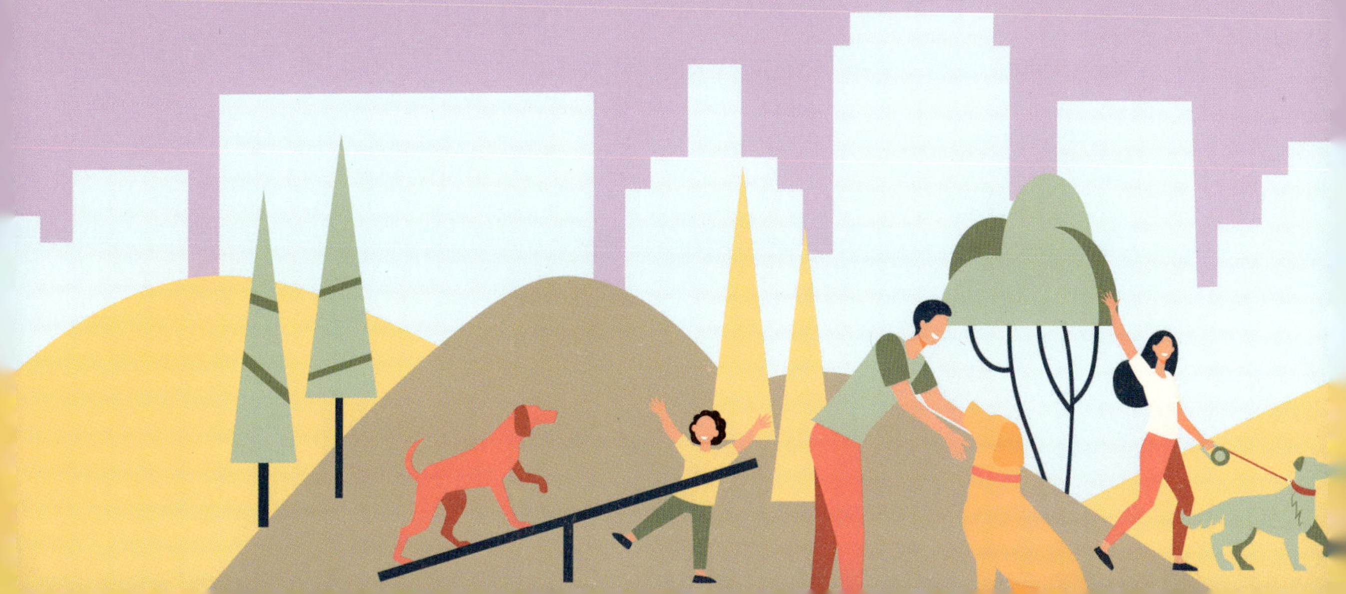

IRO 시험 규정

INTERNATIONAL SEARCH AND
RESCUE DOG ORGANISATION

IRO(국제구조견기구) 시험 구성 및 시험 단계

구조견 적합 시험		RH-E
추적구조견시험	LEVEL-A(18개월)	RH-F A
	LEVEL-B(20개월)	RH-F B
야지수색구조견시험	LEVEL-A(18개월)	RH-FL A
	LEVEL-B(20개월)	RH-FL B
재난구조견시험	LEVEL-A(18개월)	RH-T A
	LEVEL-B(20개월)	RH-T B
눈사태구조견시험	LEVEL-A(18개월)	RH-L A
	LEVEL-B(20개월)	RH-L B
수상구조견시험	LEVEL-A(18개월)	RH-W A
	LEVEL-B(20개월)	RH-W B
멘트레일링 시험	LEVEL-A(18개월)	RH-M A
	LEVEL-B(20개월)	RH-M B

■ IRO 투입 테스트 규정(투입능력인증 테스트) – MRT (Mission Readiness Test)

- 투입 테스트 시간: 36시간(국제 규정 적용)
- 식사 및 숙박은 자체 해결(국제 지침 준수)
- 7개의 재난지역에서 14인의 인명수색 중 70% 이상 성공(약 9.8명 이상 → 10명 이상)
- 주간수색 및 야간수색. 수색작업 중, 3번의 수색은 각 수색마다 약 20분의 휴식시간 이후 연속해서 실행함
- 인명에 대한 응급처치 실무평가(국제 시험관)
- 구조견에 대한 응급처치 이론평가(국제 시험관)
- 무선통신을 포함한 INSARAG(국제수색구조자문단)의 위험성표시체계 이론평가
- 구조견과 핸들러 레펠 테스트
- GPS를 통한 최대 10km 야간 행군(5km 행군 → 1차 야간수색→ 5km 행군 → 2차 야간수색)

인명구조견 장애물 규격(IRO)

1. 멀리뛰기 : 140cm(길이) × 100cm(너비) × 30cm(높이)
2. A 판벽 : 110cm(너비) × 230cm(높이)
3. 흔들다리 : 395cm(길이) × 40cm(너비) × 55cm(높이)
4. 시소 : 400cm(길이) × 40cm(너비) × 45cm(높이)
5. 사다리 : 400cm(길이) × 40cm(너비) × 55cm(높이)
   → 사다리 간격 25~35cm
6. 터널 : 430cm(길이) × 50cm(너비) × 50cm(높이) / 일자형
7. 불안정지면 : 270cm(길이) × 170cm(너비) × 15cm(높이)
8. 테이블 : 90cm(길이) × 90cm(너비) × 50cm(높이)

멀리뛰기	A 판벽	흔들다리
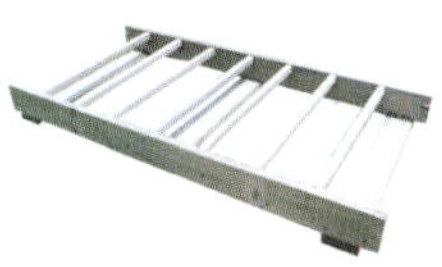	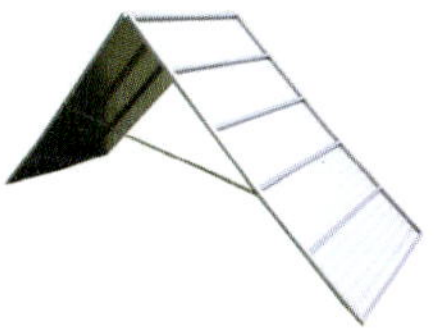	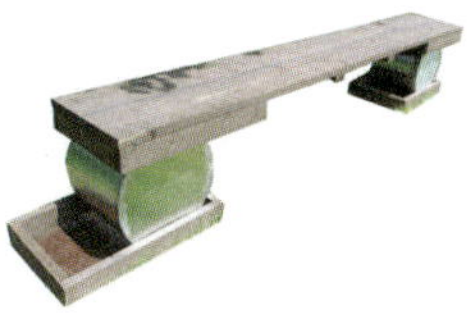
시소	사다리	터널
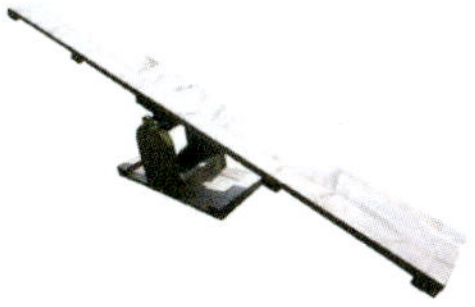	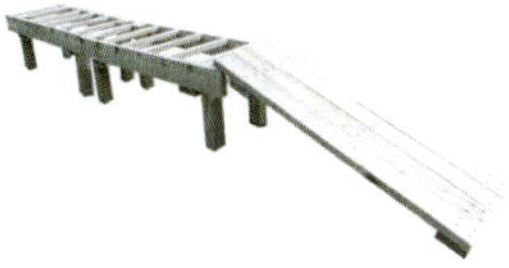	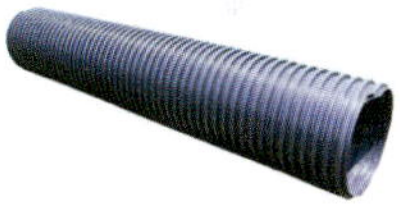
불안정 지면	테이블	
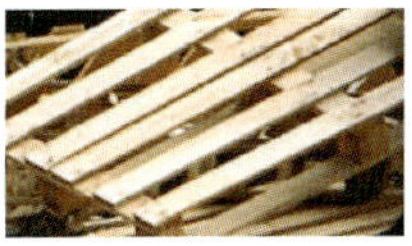	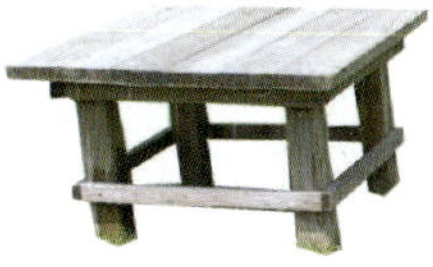	

인명구조견 운용 규정

사단법인 한국인명구조견협회

KOREAN KENNEL CLUB OF RESCUE DOG

제1장 총칙

제1조 (목적) 이 규정은 정관 제4조 인명구조견 운용에 관하여 필요한 사항을 규정함을 목적으로 한다.

제2조 (용어의 정의) 이 규정에서 사용하는 용어의 정의는 다음과 같다.

1. '인명구조견'이란 각종 재난・재해사고로 위급상황에 처해 있는 요구조자를 찾기 위하여 운용하는 견을 말한다.
2. '산악구조견'이란 산악지형에서 발생한 재난・재해사고 시 요구조자를 구조하기 위하여 운용하는 견을 말한다.
3. '재난구조견'이란 건물붕괴, 지진 등의 재난・재해사고 시 요구조자를 구조하기 위하여 운용하는 견을 말한다.
4. '국제공인'이란 IRO (International Rescue Dog Organization), INSARAG (International Search and Rescue Advisory Group) 등 국제기구에서 시행하는 Mission Readiness Test에 합격한 것을 말한다.
5. '구조견 훈련사'란 본회 규정을 충족하고 직접 훈련시킨 견을 구조견 평가 테스트 'A' 단계 이상에 합격하고 소정의 절차를 밟아 자격을 취득한 자를 말한다.
6. '구조견 핸들러'란 테스트에 합격한 구조견을 관리 또는 운용하는 자를 말한다.

제3조 (적용범위) 구조견운용에 관해서는 국가 또는 IRO에서 정하는 바를 제외하고는 이 규정을 따른다.

제2장 견의 도입 및 자격기준

제4조 (견의 도입) 구조견 양성을 위한 견의 도입은 구조견 훈련사 자체 번식, 기증, 정부보조금으로 매입 등의 방법으로 한다.

제5조 (구조견 자격기준) ①구조견에 적합한 훈련견의 자격기준은 다음의 기준을 충족하는 것을 원칙으로 한다.

1. 성별, 견의 종류는 무관하나 초소형・초대형 품종은 제외한다.
2. 가능한 부・모견이 HD・ED 검사에서 정상판정을 받은 견을 우선시한다.

3. 생후 3월령 이상의 광견병 및 각종 예방접종을 필한 건강한 견
4. 공격성이 없고 친화력과 활동성이 우수하며 낯선 환경에서도 안정된 성향을 보이는 견
5. CD 또는 BH(Begleithund/동반견) 테스트에 합격한 15개월 미만의 견

② 구조견 자격은 본회에서 주관한 평가에서 합격한 견에 한하여 부여한다.

제6조 (훈련사 자격요건) ① 구조견 훈련사가 되기 위하여 필요한 자격요건은 다음과 같다.

1. 만 18세 이상, 65세 미만의 신체 건강하며 동물 애호정신이 강한 자
2. 본회에서 정한 구조견교육훈련 프로그램에 의하여 일정 기간 교육을 이수한 자
3. 견에 대한 상식과 경험이 풍부하며 봉사개념이 투철하고 성품이 안정되며 솔선수범하는 자
4. 해외 출입국 시 결격사유가 없는 자

② 구조견 훈련사 자격은 본회의 검정기준에 준하여 합격한 자에 한하여 자격을 부여한다.

제7조 (자격의 유지) 구조견훈련사와 구조견은 자격을 유지하기 위하여 다음을 준수하여야 한다.

1. 훈련사 자격취득 후 1년에 1회 이상 본회 또는 IRO에서 주관하는 테스트에 반드시 참가하여야 한다.
2. 구조견자격 취득 후 24개월 이내에 본회 또는 IRO에서 주관하는 테스트에 반드시 합격하여야 한다. 다만 불합격 판정을 받은 자는 자동으로 자격을 상실한다.

제3장 교육훈련 및 경진대회

제8조 (교육훈련) ① 구조견 운용에 있어서 모든 훈련사와 구조견은 다음의 교육훈련을 이수하여야 한다.

1. 정기교육훈련 : 자체적으로 정한 매월 정기훈련
2. 특별교육훈련 : 정기교육훈련 외에 시행하는 외국전문가초청교육, 타

기관전문가 초청교육

3. 합숙훈련 : 매년 1회 후반기에 5일 이상 본회가 정한 장소에서 구조견 심화 교육훈련과 종합적인 훈련

② 모든 교육훈련 시 교육책임자는 참가확인서와 교육평가서를 작성하여야 한다.

제9조 (경진대회) 구조견과 훈련사 자질향상과 기술교류를 원활히 하기 위하여 구조견 경진대회를 개최할 수 있으며, IRO 가맹단체에서 대회를 운영하는 경우 이를 적극 후원할 수 있다.

제4장 사육관리

제10조 (사육관리) ① 회장은 구조견훈련사를 총괄하여 구조견을 원활하게 관리할 수 있도록 지침을 하달하여야 한다. 특히 국내·외 교육, 훈련, 출동 등 구조견 동반시 문제가 발생하지 않도록 사육관리 수칙을 준수하도록 하여야 한다.

② 급식은 2년 이상 성견인 경우 1일 1회 석식만 급여하고, 그 이하의 견은 1일 2회 조식과 석식을 급여하되, 영양상태를 판단하여 가감할 수 있다. 식수는 항상 급여하여야 한다.

③ 구조견의 건강과 청결한 관리를 위하여 주기적으로 목욕 및 피모 관리를 하여야 한다.

④ 구조견은 1일 2회 2시간 정도의 자유운동을 할 수 있도록 하여야 하며 운동 후에는 타올 등으로 마사지를 하여 혈액순환과 근육의 피로를 풀어주어야 한다.

제11조 (건강관리) 구조견관리자는 구조견의 건강을 유지하기 위하여 다음을 준수하여야 한다.

1. 예방접종 : DHPPL 접종, 1회 광견병백신 접종
2. 연 2회 구충제 투여
3. 심장사상충 구충제 투여(4월~11월까지)

제4장 운용

제12조 (운용) ① 도별로 지역팀장을 임명하여 운용의 효율을 기한다.

② 지역팀장은 관할 지역 구조견 요청에 대하여 출동 여부를 결정할 수 있다.

③ 지역팀은 기능이 야지수색과 건물붕괴 수색을 할 수 있는 구조견을 보유하고 있어야 한다.

④ 구조견 활동실적이 뛰어난 구조견훈련사는 국제대회견학·대회참가 기회등을 우선 부여한다.

제13조 (출동) 구조견의 출동은 다음의 기준에 의한다.

1. 정부기관 또는 민간인의 구조견 요청시 구조단장 또는 지역팀장이 구조견의 투입 여부의 적정성을 판단하여 결정한다.
2. 구조팀의 출동 시 훈련사와 구조견은 본회에서 정한 복장을 착용하되 현장상황에 맞추어 조절할 수 있다. 단 산악구조견은 반드시 하네스를 착용하여 식별을 용이하게 하고 야생동물 등으로 오인되지 않도록 하여야 한다.
3. 출동시 구조견의 안전과 건강관리에 각별히 유의하고 영양이 풍부한 음식을 급여한다.
4. 1회 작업시간은 40분, 휴식시간 20분을 준수하여야 하며, 1일 작업시간은 5시간 미만으로 한다.
5. 출동책임자는 귀환후 반드시 출동보고서를 상세히 작성하여 사무국에 제출하여야 한다.
6. 해외 출동을 위하여 구조견훈련사와 구조견의 출·입국에 필요한 서류일체와 장비를 보유하여야 한다.

제5장 시설과 장비

제14조 (견사) 견사는 실내와 실외 견사로 구분한다.

1. 실내견사는 아늑하고 안전성과 계절변화에 따른 적정온도 유지가 가능하며 배수가 원활하고 청결해야 한다.
2. 실내견사의 크기는 견이 서서 충분히 회전할 수 있는 넓이와 높이를 가져야 한다.

3. 실외견사는 햇빛과 비, 바람을 막을 수 있는 높이 1.5M 이상, 길이 2M 이상이어야 한다.

제15조 (출동차량) ① 구조견 출동차량은 붙박이장 또는 이동견사가 들어갈 수 있는 승합차로 냉·난방과 환기가 원활하여야 한다.

② 출동시 경광등을 켜고 차량 후방에는 '인명구조견 출동차량'이라는 표식을 부착하여야 한다.

제16조 (출동장비) ① 구조견 훈련사는 출동 시 다음 장비를 갖추어야 한다.

1. 훈련사 : 헬멧, 안전화(등산화), 안전벨트, 보안경, GPS, 무전기, 칼, 호각, 비상식음료, 지도, 나침반, 풍향체크기, 구급약품, 구조배낭, 기타 필요한 물품
2. 구조견 : 목줄과 리드줄, 하네스, 추적반도, 레펠 반도, 식음료, 식기, 구급약품, 기타 필요한 물품

제17조 (복장) ① 출동시 구조견훈련사는 정해진 복장을 착용하여야 한다. 단 상황에 맞추어 조절할 수 있다.

② 산악구조견이 야지 수색 시 야생동물로 오인되지 않도록 반드시 하네스를 착용한다.

③ 재난 수색 시에는 구조견이 안전하게 활동할 수 있도록 목줄과 하네스는 착용하지 않는다.

부칙

제1조 본 규정은 2010. 1. 1일 부로 시행한다.

제2조 구조견 훈련용품 관리요령과 구조견 훈련의 세부사항 등은 본회 또는 IRO 지정 협력기관 및 단체의 매뉴얼을 준용한다.

제3조 회비와 교육비 등은 별도 규정에 따른다.

◆ 참고문헌

국가법령정보센터.「인명구조견 관리운용 규정」, https://www.law.go.kr/LSW/admRulLsInfoP.do?admRulSeq=2100000105138.

한국인명구조견협회의 발자취

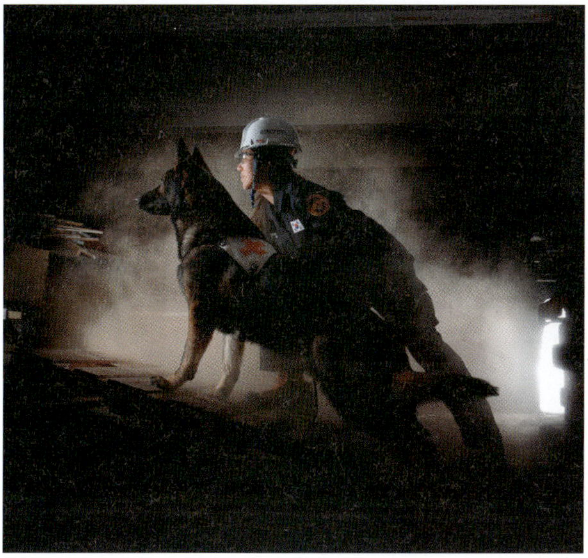

사단법인 한국인명구조견협회

KOREAN KENNEL CLUB OF RESCUE DOG

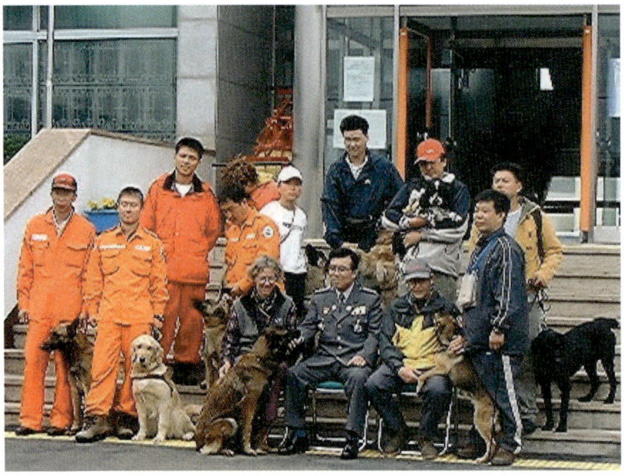

2002.5.2. 제주도 구조견 전지훈련 중
- Therese Videnhofer 교육관, Rudolf Gantenbein, 강희남 제주 소방본부장과

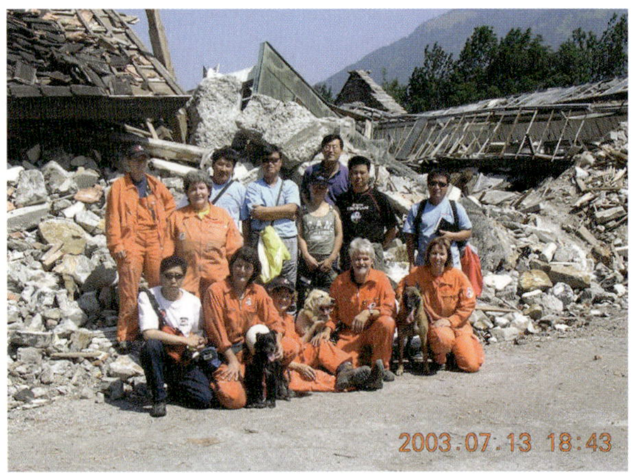

2003.7.10. 스위스 구조견 견학

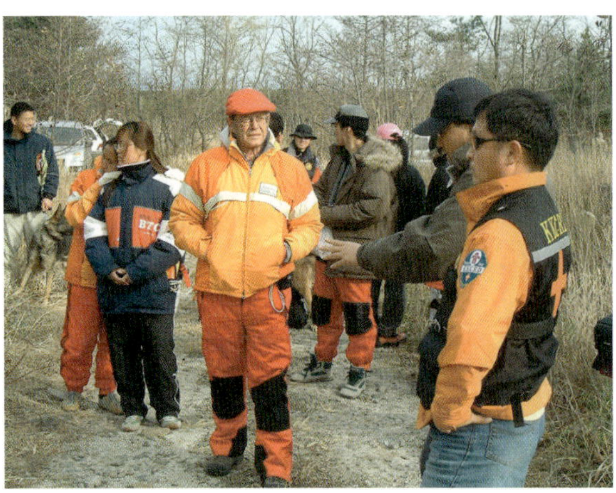

2005.11.29. 강원도 고성에서 야지훈련

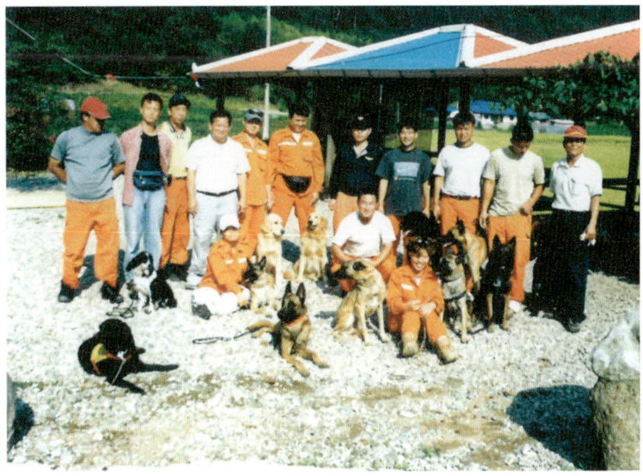

2006.7.20.
강원도 인제 수해지역 수색활동 중에

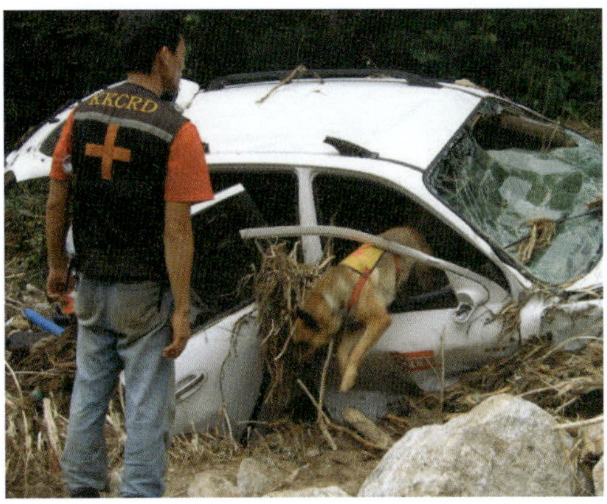

2006.7.20.
강원도 인제 수해지역 수색활동

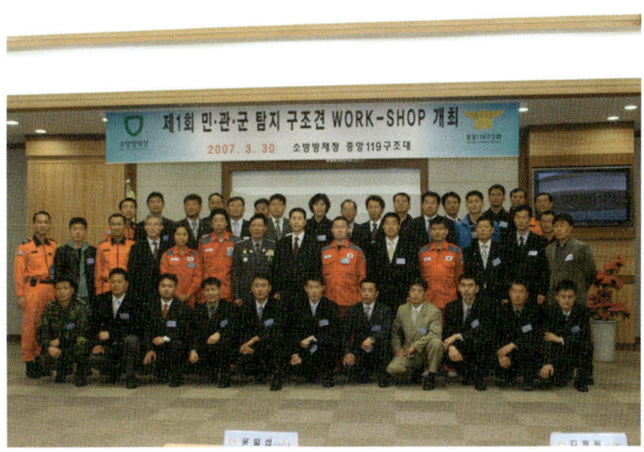

2007.3.30.
제1회 민관군 탐지구조견 워크숍

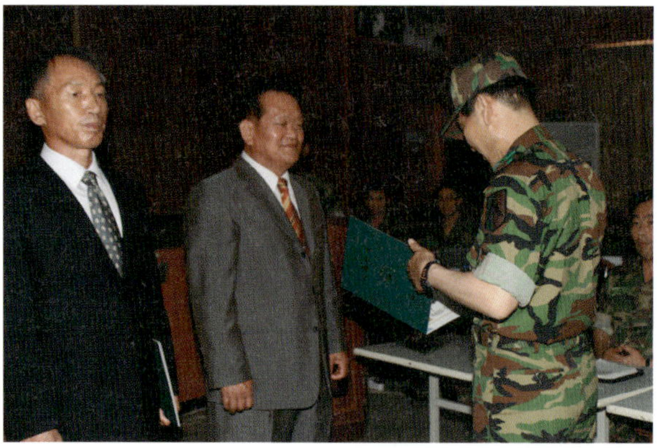

2008.6.20.
민관합동작전 표창장 수상
- 설립자 신귀철 회장

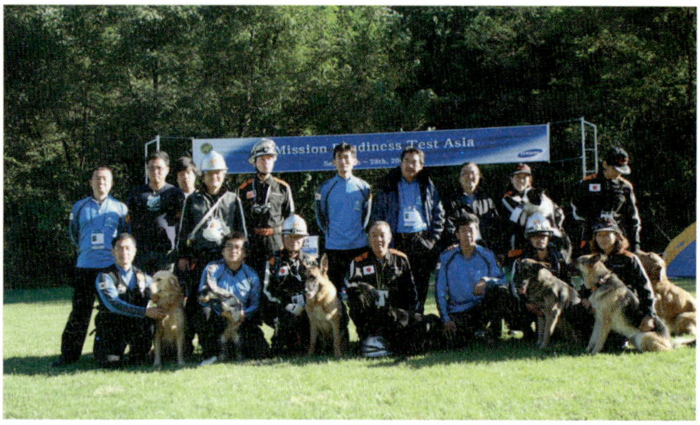

2008.9.25.
IRO Mission Readiness Test

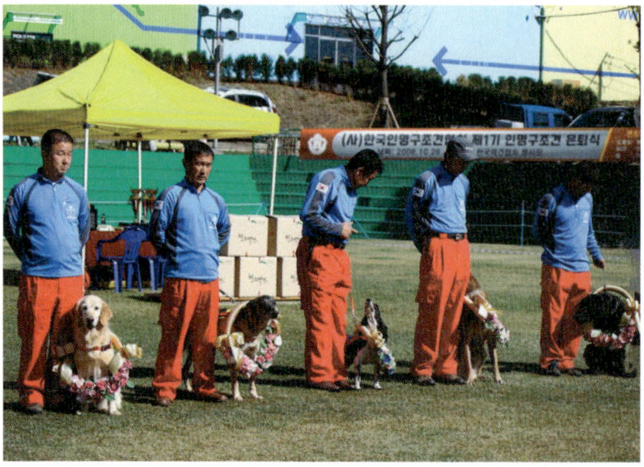

2008.10.25.
제1기 구조견은퇴식
- 좌측부터 현광섭-도로시, 이태원-케시, 박승철-버리, 박순태-칸, 신동찬-쏠

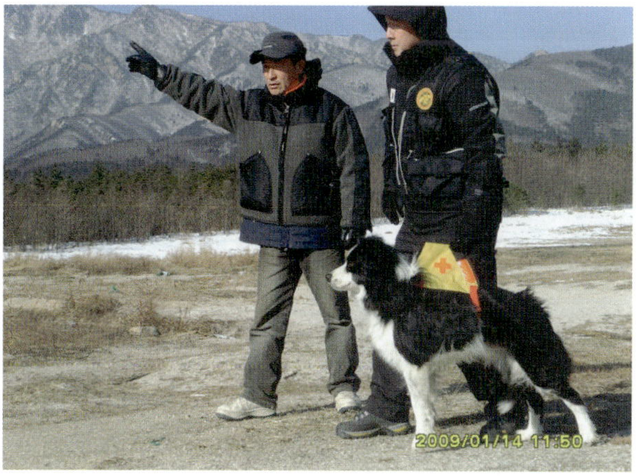
2009/01/14 11:50

2009.1.14.
강원도 고성에서 동계훈련 중

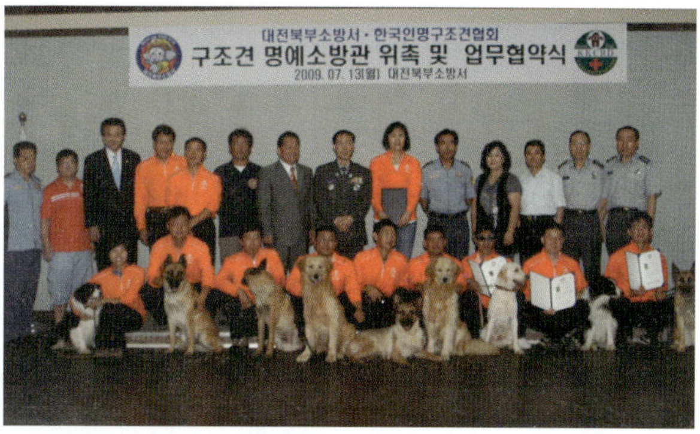
대전북부소방서·한국인명구조견협회
구조견 명예소방관 위촉 및 업무협약식
2009. 07. 13(월) 대전북부소방서

2009.7.13.
대전북부소방서 구조견의
명예소방관 위촉 및 업무협약식

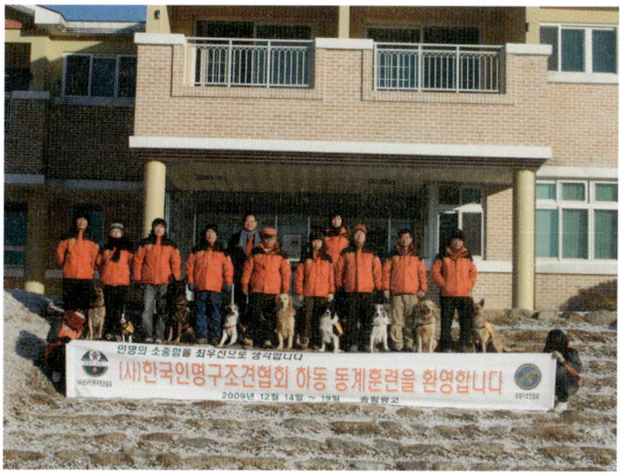
인명의 소중함을 최우선으로 생각합니다
(사)한국인명구조견협회 하동 동계훈련을 환영합니다

2009.12.14 하동 동계합숙훈련

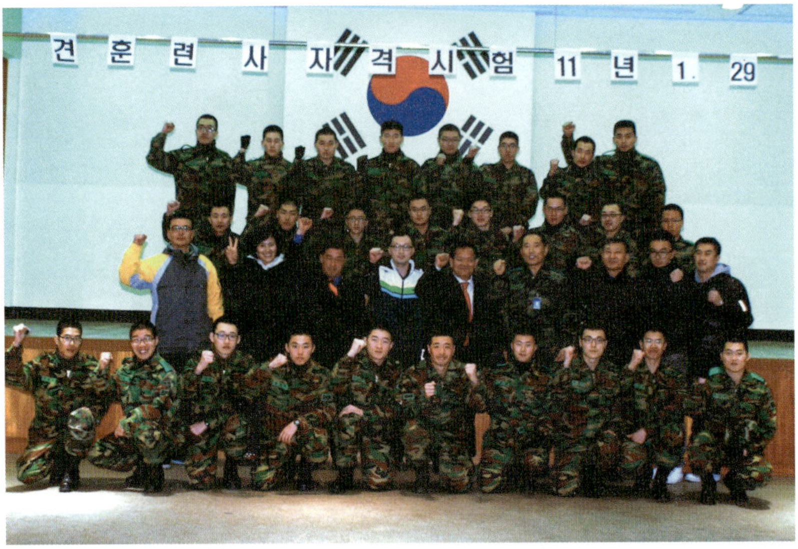

2011.1.29. 군견부대 훈련사자격시험 심사를 마치고

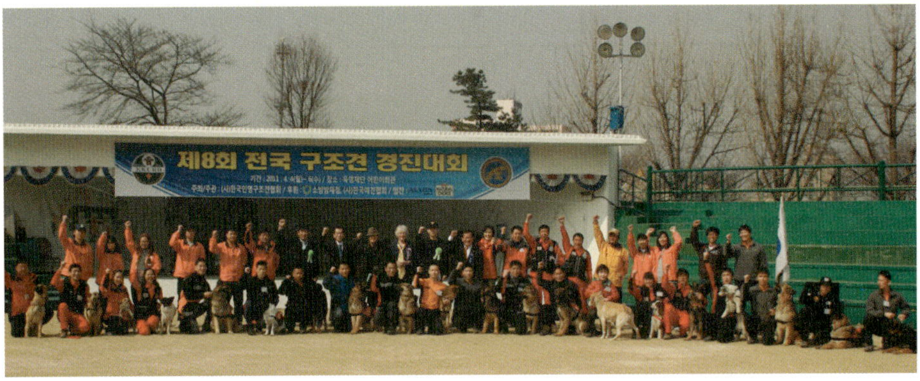

2011.4.6. 제8회 전국구조견경진대회

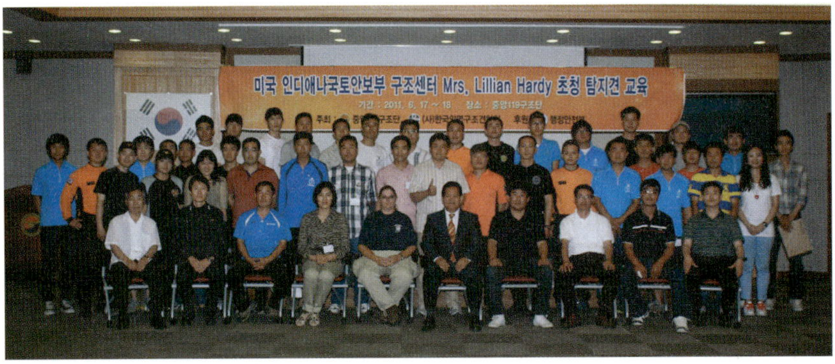

2011.6.17. 제1회 미국 국토안보부 전문가 초청 사체탐지견 세미나

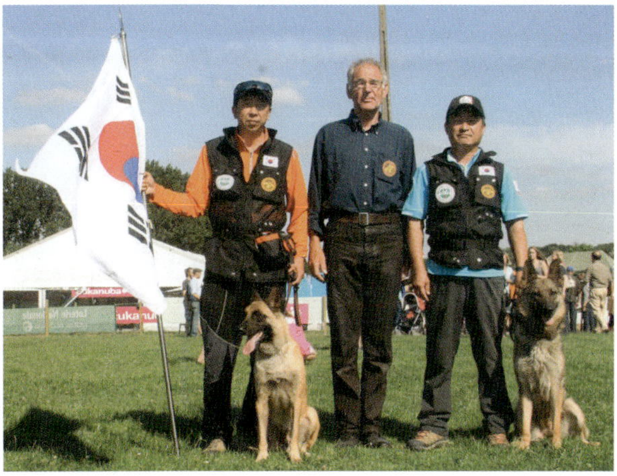

2011.6.28~7.3
IRO 인명구조견 월드챔피언십

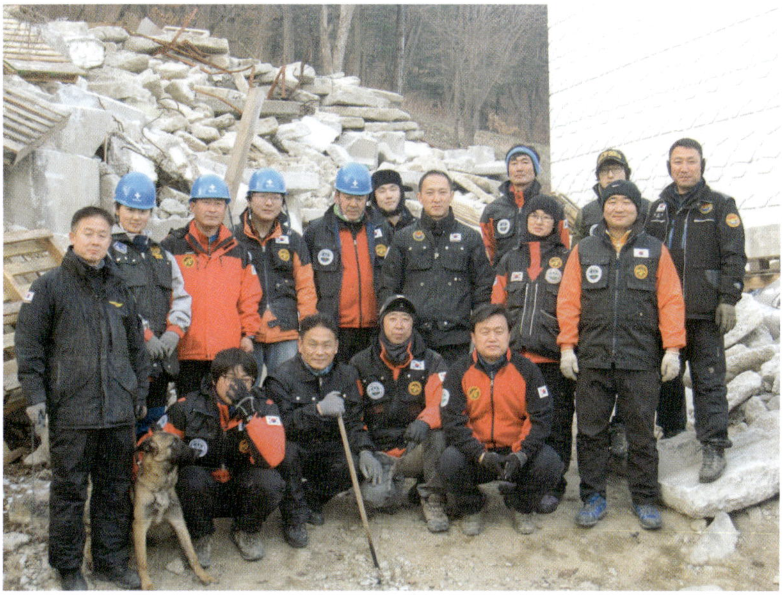

2011.12.29. 동계합숙훈련 중앙119에서

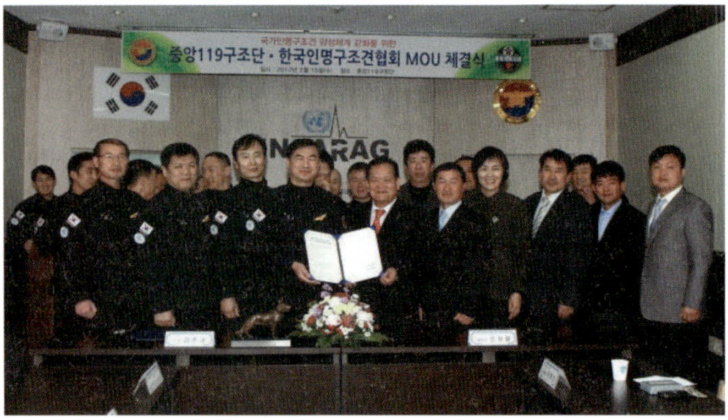
중앙119구조단 · 한국인명구조견협회 MOU 체결식

2012.2.15.
중앙119구조단과 협약식

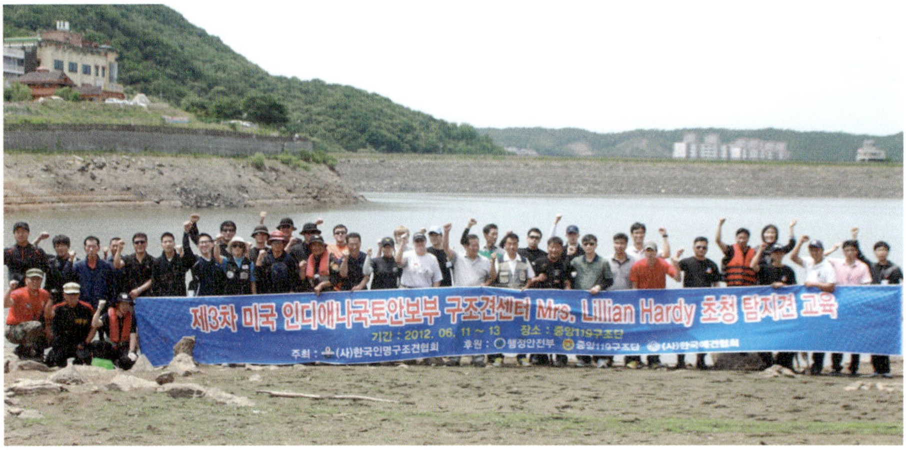
제3차 미국 인디애나국토안보부 구조견센터 Mrs. Lillian Hardy 초청 탐지견 교육
기간 : 2012. 06. 11 ~ 13 장소 : 중앙119구조단

2012.6.13. 수난탐지견 훈련을 마치고

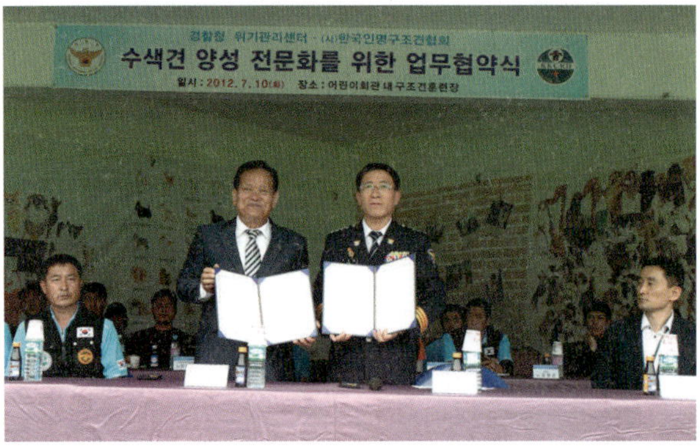
수색견 양성 전문화를 위한 업무협약식

2012.7.10.
경찰청과 협약식

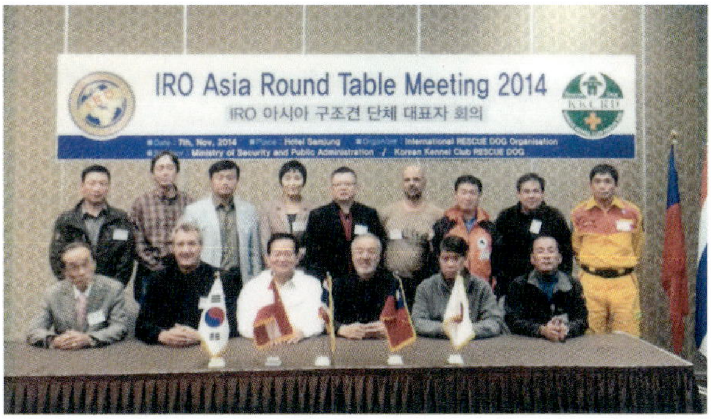

2014.11.7.
IRO 아시아 라운드 테이블 미팅

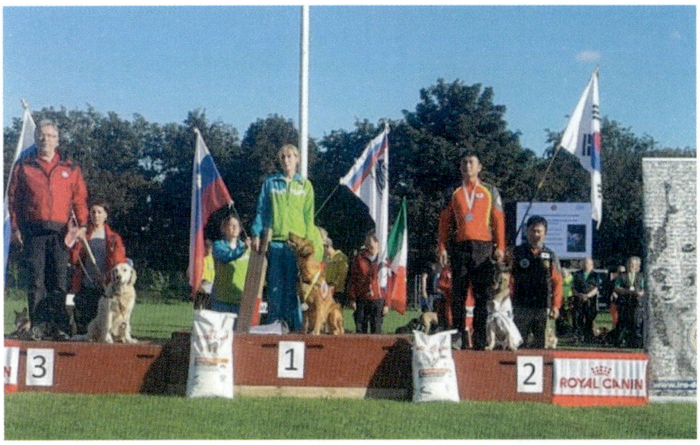

2015 IRO 월드챔피언십
세계 2위 김종욱 대원

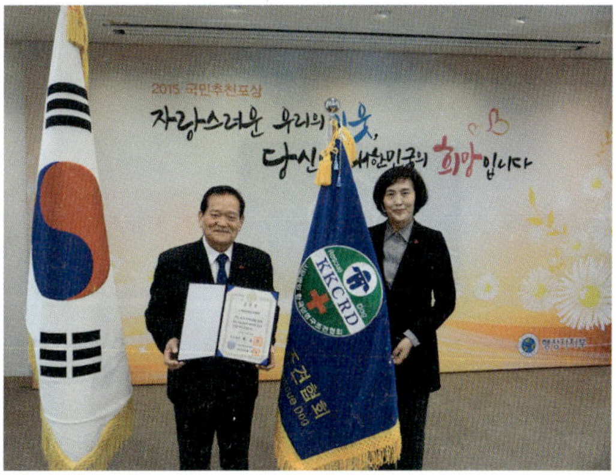

2015.12.24.
국민추천포상단체 선정 국무총리상 수상

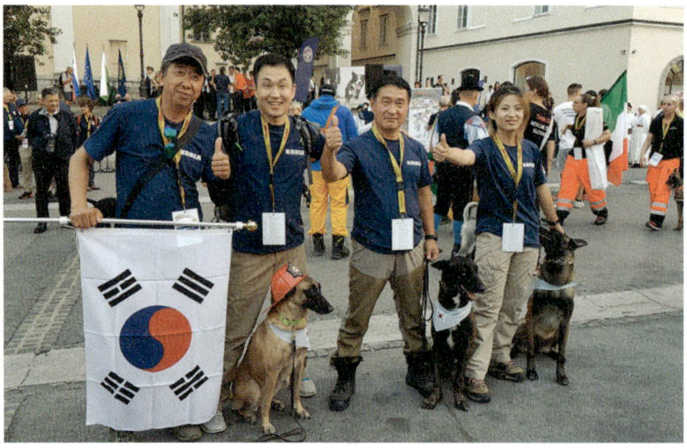

2018.9.18.
2018 IRO 월드챔피언십 참가
- 박순태, 신동균, 이태원, 채정아 대원(14위)

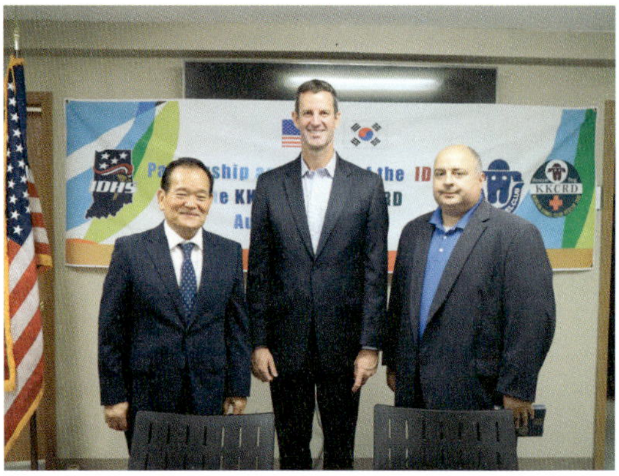

2019.8.20.
미국인디애나국토안보부와 협약식
- 신귀철 회장, IDHS센터 책임자, 인디애나주 상원의원

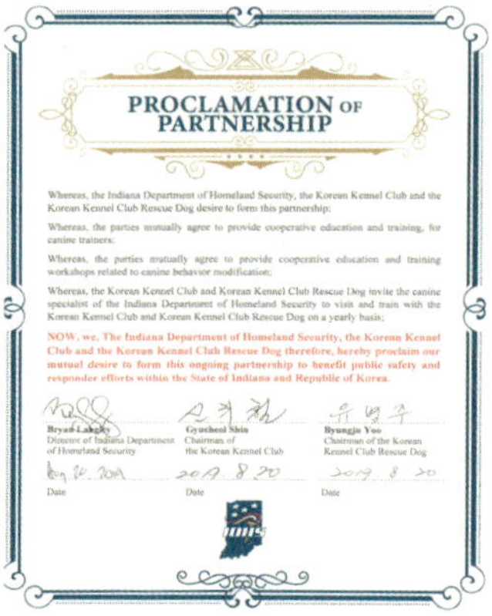

PROCLAMATION OF PARTNERSHIP

Whereas, the Indiana Department of Homeland Security, the Korean Kennel Club and the Korean Kennel Club Rescue Dog desire to form this partnership;

Whereas, the parties mutually agree to provide cooperative education and training, for canine trainers;

Whereas, the parties mutually agree to provide cooperative education and training workshops related to canine behavior modification;

Whereas, the Korean Kennel Club and Korean Kennel Club Rescue Dog invite the canine specialist of the Indiana Department of Homeland Security to visit and train with the Korean Kennel Club and Korean Kennel Club Rescue Dog on a yearly basis;

NOW, we, The Indiana Department of Homeland Security, the Korean Kennel Club and the Korean Kennel Club Rescue Dog therefore, hereby proclaim our mutual desire to form this ongoing partnership to benefit public safety and responder efforts within the State of Indiana and Republic of Korea.

Bryan Langley Director of Indiana Department of Homeland Security	Gyucheol Shin Chairman of the Korean Kennel Club	Byungju Yoo Chairman of the Korean Kennel Club Rescue Dog
Date	Date	Date

2019.8.20.
미국인디애나국토안보부와 협약

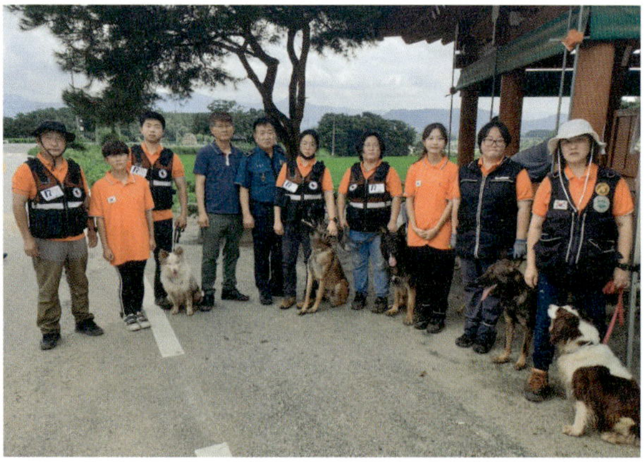

2020.8.13.
임실군 실종자 수색 활동

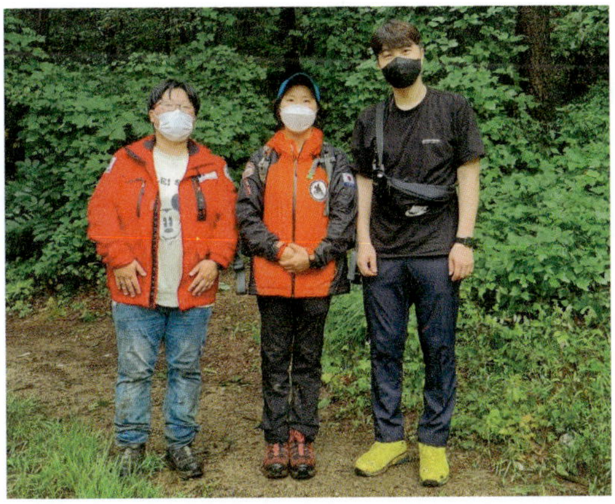

2021.9.1.
용인시 실종자 구조 후

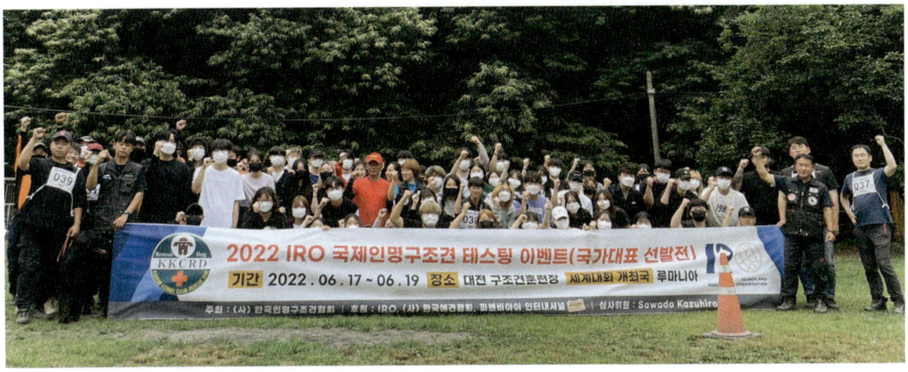
2022 IRO 국제인명구조견 테스팅 이벤트(국가대표 선발전)
기간 2022.06.17 ~ 06.19 장소 대전 구조견훈련장 세계대회 개최국 루마니아
KKCRD

2022.6.17. 2022 IRO 월드챔피언십 선발전을 마치고

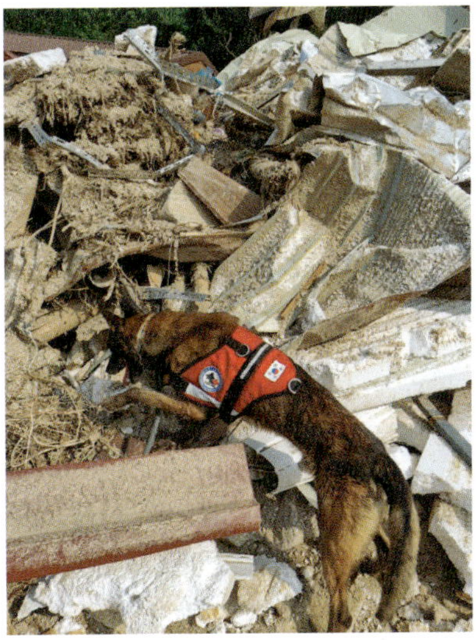

2023.7.20.
경북 예천 수해지역 수색활동

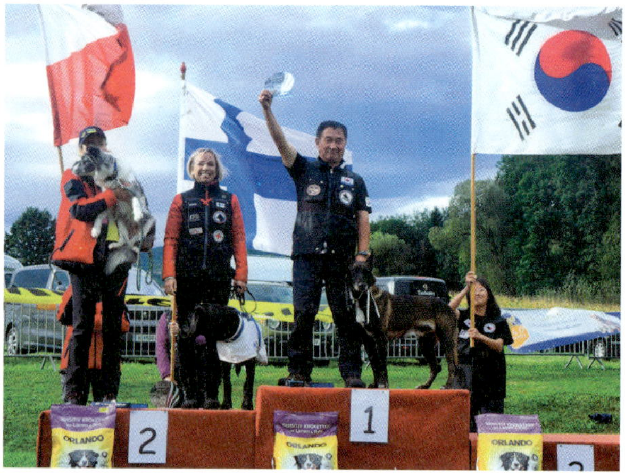
2
1
ORLANDO

2023.09.24.
2023 IRO 월드챔피언십 1위 시상식

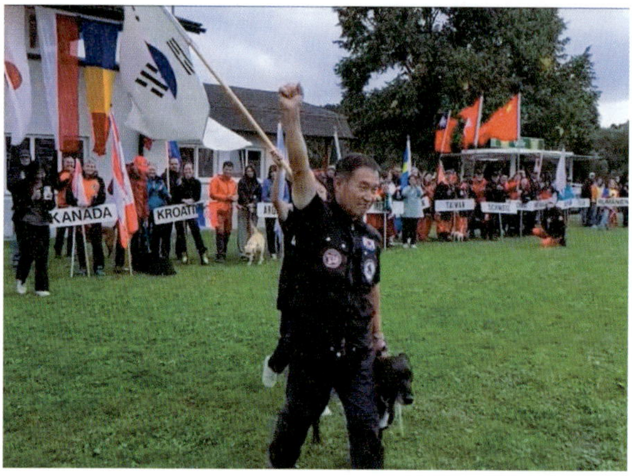
KANADA
KROATI

2023.09.24.
2023 IRO 월드챔피언십 1위 호명 순간

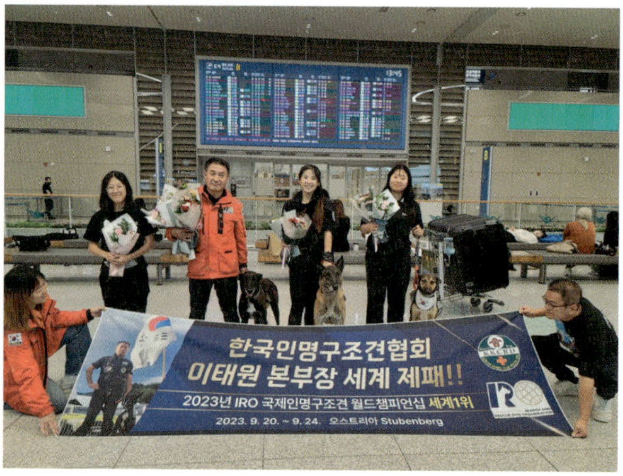
한국인명구조견협회
이태원 본부장 세계 제패!!
2023년 IRO 국제인명구조견 월드챔피언십 세계1위
2023. 9. 20. ~ 9. 24. 오스트리아 Stubenberg

2023.09.24.
2023 IRO 월드챔피언십 1위 귀국 환영식

저자소개

■ **사단법인 한국인명구조견협회**

■ **이태원**

(사)한국인명구조견협회 이사
국제구조견연합(IRO) 국제심사위원
세계저먼셰퍼드연합(WUSV) 훈련심사위원
(사)한국애견협회 훈련본부장
(사)한국애견협회 훈련사범
우송정보대학/전주기전대학 겸임교수
제23회 IRO 월드챔피언십 세계 4위(오스트리아)
제22회 WUSV 월드챔피언십 세계 10위(독일 크레펠트)
제23회 WUSV 월드챔피언십 세계 10위(스페인 세비야)
제5회~6회 국민안전처장관배 인명구조견경진대회 1위
2023 IRO 월드챔피언십 세계 1위(오스트리아)

인명구조견 입문서

초판 1쇄 인쇄 / 2024년 1월 20일
초판 1쇄 발행 / 2024년 1월 25일

•

공저자 / 사단법인 한국인명구조견협회 · 이태원
발행인 / 이 중 수
발행처 / **동 문 사**

•

서울특별시 서대문구 홍제원 1길 12
(홍제동 137-8)
Tel: 02)736-3718(대), 736-3710, 3720
Fax: 02)736-3719
등록번호: 1974.04.27 제9-17호
가격: 25,000원

•

ISBN: 979-11-6328-431-4(93490)
E-mail: dong736@naver.com
www.dongmunsa.com